吞咽困难300讲

主　编　张金生　张宝霞

副主编　王晓田　杜　娟　马永庆

编　者　（以姓氏笔画为序）

马永庆　马国晴　王丛笑　王晓田　刘昱言

刘雪曼　安兰花　孙晓培　杜　娟　张金生

张宝霞　袁书章　惠小姗　薛　柯

U0255236

中国协和医科大学出版社

北　京

图书在版编目（CIP）数据

吞咽困难 300 讲 / 张金生，张宝霞主编 . — 北京：中国协和医科大学出版社，2021.5

ISBN 978-7-5679-1674-6

Ⅰ . ①吞… Ⅱ . ①张… ②张… Ⅲ . ①吞咽障碍—诊疗 Ⅳ . ①R745.1

中国版本图书馆 CIP 数据核字（2020）第 234382 号

吞咽困难 300 讲

主　　编：	张金生　张宝霞
策划编辑：	刘　华
责任编辑：	刘　婷
封面设计：	许晓晨
责任校对：	张　麓
责任印制：	卢运霞

出版发行：**中国协和医科大学出版社**
（北京市东城区东单三条 9 号　邮编 100730　电话 010-65260431）

网　　址：www.pumcp.com

经　　销：新华书店总店北京发行所

印　　刷：北京联兴盛业印刷股份有限公司

开　　本：710mm×1000mm　　1/16

印　　张：10.25

字　　数：136 千字

版　　次：2021 年 5 月第 1 版

印　　次：2021 年 5 月第 1 次印刷

定　　价：48.00 元

ISBN 978-7-5679-1674-6

前　言
Preface

　　吞咽是一种复杂而又刻板的序列活动，这一动作的完成需口腔、咽喉、食管内超过 25 对肌肉协调完成,正常人每天完成 600 余次吞咽运动。随着人类寿命的延长和发生疾病、伤害及进行手术等机会的增加，吞咽困难发病日益增多。据资料显示，我国脑卒中患者中有 30%～60% 出现吞咽困难、饮水呛咳。据美国医师协会统计，美国住院患者中 50% 以上有吞咽困难，阿尔茨海默病患者中吞咽困难者甚至占 93%。美国每年新发的脑卒中患者约有 50 万人，其中 40% 并发吞咽困难，而其中至少 20% 由于吞咽困难、饮水呛咳致吸入性肺炎而在脑卒中第一年内死亡；第一年未死亡者中 10%～15% 在以后数年内也多因吸入性肺炎而死亡。调查发现，我国急性脑卒中患者中 52% 发生吞咽困难，其中约有一半无明显症状，最终导致吸入性肺炎而发生死亡，吞咽困难已成为医疗、护理、家庭、养老、医疗保险支出等的一项重大责任和沉重负担。

　　临床诊治工作中，常会遇到一些极有可能治愈的吞咽困难患者由于不了解病情和不及时、不正规的治疗迅速出现严重并发症，错失了最佳治疗时机，令人扼腕叹息。鉴于此，全世界的临床医务工作者都在尽力寻找最安全、最有效的干预办法，而向患者及其家属进行科普宣教尤为重要，因此编写了这本《吞咽困难 300 讲》。全书采用问答的形式，从对疾病的基础认识、中医认识及治疗、康复治疗等角度全面地介绍了吞咽困难，使患者对吞咽困难有大致的了解，做到心中有数，以更好地配合治疗，争取早日康复。

　　本书深入浅出，不但适于患者和家属阅读，亦可作为对吞咽困难领域感兴趣的医务工作者的参考用书。书中许多问题是教科书上未能涉及的，也是患者迫切需要用通俗易懂的方式解答的。希望更多人关注这个领域，使更多的患者能得到及时、准确、规范的诊断和治疗，有效提高诊断率和治愈率，改善患者生存质量，降低死亡率。同时，借此书抛砖引玉，为提高我国吞咽困难诊治水平而共同努力。

尽管力臻完善，书中难免存在疏漏与不足之处，恳请读者批评指正，以便进一步修订提高。

编　者

2021 年 1 月

目　录
Contents

第一章
基 础 篇

第一节 概 述

第一讲 什么是吞咽困难？分为哪几种类型

吞咽困难，又称吞咽障碍，是由于下颌、双唇、舌、软腭、咽喉、食管等器官结构和/或功能受损，不能安全有效地把食物输送到胃内所致的摄食障碍。通常依据患者是否存在解剖功能结构的变化，将其分为神经性吞咽困难和结构性吞咽困难两类。

第二讲 什么情况会导致吞咽困难？应该如何处理

在自然老化及很多疾病进展过程中都可出现吞咽困难，包括神经系统疾病、颅脑外伤、退行性变、自身免疫性疾病、全身系统疾病、肿瘤、传染病等。医源性因素如外科手术、放化疗等也会导致吞咽困难。一般情况下，患者要经过5个不同的护理阶段，即急性阶段、亚急性阶段、康复阶段、长期照顾阶段、家庭照顾阶段。在急性期，康复科医生需结合患者病史和临床表现快速作出诊断，制订计划。在仍需医学监护的亚急性期，可实施部分患者力所能及的康复治疗计划。对于进入康复期的患者，康复目标是尽可能让患者恢复正常或接近正常水平的饮食。在患者离开医疗环境，进入长期照顾机构或回到家中后，康复医生的工作重点是让患者尽可能地安全进食，确保有误吸风险的患者能执行既定的吞咽困难康复计划。

第三讲 正常吞咽如何分期

吞咽是指人体从外界经口摄入食物并经食管传输到胃的过程。根据食物通过的部位，一般可分为口腔期、咽期、食管期。也有学者在口腔期前加入认知期和/或口腔准备期而将吞咽分为四期或五期。

第四讲　吞咽困难可造成哪些危害

（1）误吸　由于气管和食管毗邻，固体食物、流质、口咽分泌物都可通过声门进入气道。

（2）吸入性肺炎　急性或慢性误吸固体食物或流质、口咽分泌物及胃内容物反流都会导致吸入性肺炎。

（3）脱水　吞咽困难可导致身体组织缺乏足够的水和电解质来维持健康。

（4）营养不良　与吞咽困难有关的营养不良常为进食恐惧（吞咽困难所致）、进食困难、消化不良引起。

（5）社会心理不良后果　吞咽困难会限制患者社会化的程度，导致患者日常生活方式发生剧烈改变。对于误吸呛咳的恐惧与伴随的不安感会导致患者沮丧与逐渐的社会孤立，因潜在的社会化限制，其配偶与其他家庭成员同样会受到影响。

第五讲　吞咽困难常见于哪些患者

脑血管病变如脑干梗死、脑干出血；神经退行性疾病如帕金森病、肌萎缩侧索硬化症；肿瘤疾病如脑干肿瘤、甲状腺肿瘤等；口腔咽喉食管病变如咽炎、咽肿瘤、咽后壁脓肿、食管癌等，都可能引起吞咽困难。儿童突然发生吞咽困难，应考虑食管内异物的可能；呈进行性加重的单纯性固体食物吞咽困难患者应考虑食管狭窄。精神创伤或情绪激动而诱发呈进行性加重的液体或固体食物吞咽困难者，应考虑食管贲门失弛缓症。

第六讲　吞咽困难对患者生活质量有何影响

几乎所有吞咽困难患者都有生活质量与社会互动能力的下降。多数患者无法摄食或摄食困难，每日热量和/或液体摄入不足，流涎难以控制，以上问题均会使患者的生活质量下降。因此，在对吞咽困难治疗时，不能仅关注患者吞咽困难的临床症状，还要更多关注其饮食调配、情绪和社会心理，与家人、朋友、亲属交往等对于生活质量有较为重要影响的因素。

第七讲　吞咽困难治疗团队由哪些成员组成，其中言语治疗师的职责有何不同

吞咽困难的筛查、评估与治疗需要一个多专业人员参与并密切合作的团队。这个团队的组成人员常包括临床相关科室的医生、中医康复治疗师、言语治疗师、作业治疗师、物理治疗师、放射科技师、护士、家属等。在吞咽治疗小组中，言语治疗师担当主要的治疗角色，并在各成员间发挥协调作用。

第八讲　呛咳是吞咽困难的信号吗

呛咳是指异物（刺激性气体或水、食物等）进入气管引起的刺激性咳嗽，常伴随异物突然喷出。喉部有丰富的神经分布，在受到异物刺激时，会产生防御发射性剧咳，迫使异物排出，起到保护下呼吸道的作用。当喉部周围组织出现问题时就可能造成呛咳，因此呛咳是吞咽困难的信号。

第九讲　引起呛咳的原因是什么

（1）吞咽前咳嗽　提示舌咽控制能力差，患者仍在咀嚼时，食团会滑落咽，或吞咽反射始发延迟，食物过早流入咽喉部。

（2）吞咽中咳嗽　吞咽时声带不能闭合或喉没有上抬可引起吞咽中咳嗽。只有5%的吞咽困难患者存在气道闭合障碍。

（3）吞咽后咳嗽　吞咽后咳嗽有以下几种情况。①口腔留有残渣，睡觉时食物落入气道。②食物卡在咽部，正常人能意识到食物在那里并再次吞咽，而脑卒中患者有感觉障碍，会使食物落入喉。③由于喉上抬减退，食物保留在喉的顶端。④环咽肌开放不全或开放协调不利致咽喉食物残留。

第十讲　饮水呛咳是吞咽困难吗

需观察是偶尔呛咳还是经常呛咳，若为偶尔呛咳，可以暂不处理；若经常呛咳，需确定有无原发病如脑血管病、神经系统退行性疾病、咽喉疾病以及肿瘤等，并在专业人员指导下治疗。

第十一讲　吞咽困难患者都会出现言语不清吗

不一定。如果吞咽困难发生在认知期，如痴呆患者，可能伴随言语不连贯，言语迟缓，严重者可见缄默不语；吞咽困难发生在口腔准备期、口腔推送期、咽期，存在与发音相关的肌肉、神经损伤，可出现言语不清；吞咽困难发生在食管期，一般不会出现言语不清。

第十二讲　说话声音变得含糊、沙哑、变湿是吞咽困难的信号吗

发声器官包括喉头和声带，其作用是在空气动力推动下，发出可供吐字器官和共鸣器官加工的声音。吐字器官包括唇、齿、舌、软腭、硬腭等，它们对发声器官产生的声音进行加工，形成具有意义的语音。这些器官均参与吞咽，如出现问题会引起构音障碍，也可导致吞咽困难。发生吞咽困难时食物容易滞留在侧沟中，在咽期，会厌谷和梨状隐窝容易滞留食物，发音时声音会变湿。因此音色异常、构音障碍也是吞咽困难的信号。

第十三讲　脑卒中患者都会出现吞咽困难吗

脑卒中是引起吞咽困难的最常见病因。初级感觉运动皮质、基底节、丘脑、岛叶、额叶岛盖、脑干等部位损伤均可引起吞咽困难。脑卒中部位不同，吞咽困难的临床表现也各异。吞咽困难是否为脑卒中引起，应考虑两个问题：脑损伤定位、损伤引起的功能性后果。其他疾病有时也会引起吞咽困难，如舌体病变（舌癌等）、咽喉病变、食管病变、重症肌无力、帕金森病、阿尔茨海默病、甲状腺肿瘤等。

第十四讲 脑卒中后进食固体食物顺利，但存在饮水呛咳，属于吞咽困难吗

答案是肯定的。脑出血、脑梗死和脑外伤患者中部分会出现饮水呛咳、声音嘶哑或失声，这是因为延髓内的运动神经核团或来自延髓的脑神经（包括舌咽神经、迷走神经和舌下神经）因病发生麻痹，临床上称为延髓麻痹。因为延髓又称延髓球，所以，延髓麻痹又称球麻痹、真性球麻痹。在输液治疗基础上，配合咽三针、冰火疗法，多能取得较好效果。

第十五讲 脑梗死恢复期患者进食时食物总是逆流入鼻腔，属于吞咽困难吗

这属于吞咽困难，为脑梗死后神经损伤致张口伸舌无力、咽反射迟钝、软腭运动差、咽肌收缩幅度下降、喉结构上提和关闭异常、会厌折返异常、环咽肌打开不充分或不能、声门关闭不全所致。需要在医务人员指导下进行评估吞咽困难分级，并在此基础上给予针对性治疗。

第十六讲 帕金森病会引起吞咽困难吗

吞咽困难、呛咳是帕金森病常见的症状之一，也是导致吸入性肺炎以及恶病质的主要原因，而吸入性肺炎常是导致晚期帕金森病患者高病死率的一个重要原因。目前还没有对吞咽困难具有明确治疗作用的药物。作为最常见的抗帕金森病药物——左旋多巴本身对吞咽困难没有治疗作用，但由于帕金森病患者"关期"时吞咽困难可加重，因此左旋多巴在减轻运动症状，缩短"关期"的同时，对吞咽困难具有间接改善作用。康复训练是目前国内外改善吞咽困难相对公认的手段。研究显示，早期系统化的康复训练能有效减少并发症，改善预后，使患者的心理状态及吞咽功能得到最大限度的恢复。吞咽困难达到2级以上的患者，就要积极进行吞咽功能训练。5级患者经常出现水和食物的误咽，需要及早鼻饲和静脉营养支持，有的患者需要考虑胃造瘘。咽三针和冰火疗法可用于治疗帕金森病患者的吞咽困难，对于提高患者生活质量、延缓吞咽困难的进展有明确疗效。

第十七讲　不同性状的食物在口腔期如何处理

不同性状的食物在口腔期有不同处理方法：液体等不需在口腔内进一步处理加工的食物，原样经舌背进入食团形成阶段；蜂蜜等高黏度食物和粥、粉等半固体食物通过舌和腭来挤压推送；固体食物则通过咀嚼运动、舌部的协调及脸颊运动引起的搅拌、粉碎、研磨、唾液混合等，被处理成可吞咽的食团。

第十八讲　吞咽困难患者应到哪些科室就诊？行哪些检查

由于医院的科室划分越来越细致，而吞咽困难的发生涉及神经科、五官科、消化科、肿瘤科和老年科等众多领域，造成患者就诊及治疗的困惑。总体来说，吞咽困难的发生大多与脑神经和舌咽喉密切相关，所以建议首先到神经科或五官科就诊，初步进行症状评估、筛查，再进一步选择辅助检查，如吞咽造影、喉镜、胃镜、超声、咽腔、咽部压力测试、肌电图、神经系统影像学检查等。建议平时多储备一些关于此类疾病的知识，以便遇到此种情况时能轻松应对。

第十九讲　呼吸是否也会影响吞咽过程

呼吸和吞咽都是维持生命的主要功能，两者的协调有重要意义。正常吞咽时呼吸停止，而吞咽困难患者有时会在吞咽时吸气，引起误吸。此外，胸廓过度紧张或呼吸肌肌力底下、咳嗽能力减弱，无法完全咳出误吸物，则易引起肺炎，可通过呼吸训练改善吞咽困难。

第二十讲　阿尔茨海默病患者吞咽困难的特点是什么？发病受哪些因素影响

阿尔茨海默病患者吞咽困难早期表现为摄食困难，如喂食、喂药所需时间延长，或患者将食物和药物含在口中不吞咽；中期表现为进食进水时有呛咳；晚期则表现为完全丧失吞咽功能，依靠鼻饲进食。经研究，痴呆患者吞咽困难的发病主要受年龄、痴呆程度、并存的基础疾病、进食依赖及牙齿缺损情况的影响。

第二十一讲　帕金森病患者吞咽困难的发病机制是什么

帕金森病患者伴发吞咽困难，目前尚无明确的发病机制，患者可能存在神经肌肉多种不同的病理改变，包括中枢性及外周性因素。一些早期的研究认为，帕金森病患者的基底节对运动的控制减少，从而导致口及口咽部肌肉僵硬和运动障碍。缺乏脊髓上水平的多巴胺刺激可能引起肌强直，这被认为是引起食管上括约肌功能失调的一个原因。病理学研究发现，帕金森病患者的咽部肌肉存在去神经化和纤维萎缩，肌肉萎缩和运动失调易引起食团形成困难、吞咽起始难度增加，使吞咽效率低下，也可引起食物向食管的移动及食物在食管中的传送减慢。发生在咽部感觉神经和运动神经的病理学改变也被认为与吞咽困难的发生有关。帕金森病的病变可累及与吞咽有关的外周神经，如传入路径中的喉上神经内侧支、舌咽神经及迷走神经感觉支；传出径路中，迷走神经咽支、咽丛神经、肌内神经分支及轴突末梢的神经肌肉接头病变可能引起咽部神经反射异常，使吞咽反射减弱，食管上括约肌失弛缓，引起吞咽困难。咳嗽等气道保护性反射也受影响，从而使发生误吸和吸入性肺炎的风险增加。

第二十二讲　神经肌肉疾病导致吞咽困难的原因是什么

神经肌肉疾病导致吞咽困难的原因大致可分为弛缓性肌力低下和不随意运动等过多两种。此外，中枢神经系统变性疾病等可能使大脑功能发生障碍，导致口腔前期问题和肌紧张亢进并发。

（1）弛缓性肌力低下　主要见于肌萎缩侧索硬化、延髓空洞等神经性疾病。吞咽运动有关肌肉中，咽缩肌和喉闭锁肌的障碍尤其容易引起误咽，导致呼吸器官感染。口腔期障碍通过进食半流食等可在一定程度上得到缓解。即使环咽肌低度紧张，随着其他吞咽肌障碍的发生，相互之间不能协调，吞咽功能无法改善。

（2）运动过多、异常紧张　主要见于亨廷顿病、张力障碍等神经性疾病、肌强直性营养不良等肌病、硬皮病等引发软组织病变的疾病。其病变主要如下。①不随意运动：一般来说，颈部、躯干、四肢的不随意运动在即将开始实施运动时会恶化，因而口腔前期至口腔期障碍严重，咽部期大多不受影响。但由于口腔期障碍，食块会不小心掉入咽部，颈部伸展运动也会使喉闭锁受影响，这些都会引起误咽。②环咽肌弛缓不全等：肌强直性营养不良和眼咽肌型肌萎缩症被认定为环咽肌弛缓不全。③食管平滑肌纤维化：硬皮病患者由于食管平滑肌纤维化可发生蠕动障碍。

（3）帕金森病　是一种复杂的慢性中枢神经系统变性疾病，患者除表现出典型的运动症状外，还会伴随疾病的发展出现各种非运动症状。其中吞咽困难是威胁帕金森病患者生命安全的高危因素。帕金森病患者吞咽困难与基底神经节受损而致的口咽部肌肉僵硬和运动障碍有关，同时，舌咽部肌肉萎缩和运动失调也会引起食团形成困难，吞咽起始难度增加，造成吞咽效率低下，食物在食管的传导速度减慢。帕金森病患者在吞咽的各个阶段均可能出现功能障碍，其共同特点是运动模式异常和协调性降低。

第二节　吞咽的解剖学基础

第二十三讲　哪些组织参与吞咽过程

吞咽涉及口腔咽喉和食管等结构，与面部有关的多达26对肌肉兴奋和抑制的协调运动，以及至少6对脑神经的调控，同时由于语言和呼吸系统的参与而更加复杂。主要器官包括口腔、舌、咽喉、食管及骨骼系统和神经系统。

第二十四讲　在吞咽过程中，食物易滞留在何处

在口腔期，食物容易滞留在侧沟中；在咽期，会厌谷和梨状隐窝容易滞留食物或反流至气管。在病理状态下，如瘫痪患者，这些部位发生食物滞留的情况更常见。

第二十五讲　面部肌肉及口腔肌肉在吞咽中的功能是什么

口轮匝肌是吞咽系统维持口腔功能的第一道括约肌；唇维持闭合状

态以防止食物由口漏出；颊肌收缩避免食物滞留于牙龈与面颊之间，起到了保持食团在舌面上和牙齿之间以便咀嚼的作用。周围其他肌肉如颞肌、咬肌、翼内肌和翼外肌负责下颌骨、唇及面颊的运动。肌肉的收缩完成咀嚼、吞咽及其他可能的口运动功能。上述肌群活动由三叉神经、面神经、舌下神经支配。

第二十六讲　舌的功能有哪些

食物的移动及放置通过舌的活动控制，大多数食团的位置和运动由舌肌来完成。舌内肌主要完成食物的搅拌及输送；在舌外肌群中，以颏舌肌较为重要，两侧颏舌肌同时收缩，将舌拉向前下方，即伸舌；一侧收缩使舌尖伸向对侧。舌内肌和颏舌肌的作用可改变食物的形状，其余三块舌外肌调节舌相对于口腔和咽结构的位置。舌面密集的机械刺激感受器决定了舌是食团大小的重要感觉区域。在口腔准备期，腭舌肌收缩使舌根部抬升接触软腭，使口腔后部关闭，以免食团过早地脱离口腔到咽腔。

第二十七讲　喉肌在吞咽过程中发挥什么作用

喉肌可以分为两组，一组是喉与周围结构相连的肌，如舌骨上、下肌群及咽下缩肌、茎突咽肌等；另一组是喉的固有肌群，起止于喉软骨之间。前者在吞咽过程中参与舌的运动，后者在吞咽时协助声带完全关闭喉部，防止吞咽时食团或液体呛入气管，避免误吸。

第二十八讲　咽部分为哪几个部分？与吞咽关系密切的是哪个位置？有哪些重要的解剖结构

（1）咽部分为鼻咽、口咽、喉咽三部分。参与吞咽活动的主要是口咽、喉咽。

（2）口咽介于腭帆与会厌之间，相当于第 3 ~ 4 颈椎高度。舌根的舌扁桃体面向口咽，可视为口咽腔的前壁；咽峡两侧的腭舌弓、腭咽弓以及两弓之间的腭扁桃体可视为侧壁，腭舌弓为侧壁的前缘。三襞之间的凹陷称会厌谷，通常会厌谷的容积为 8 ~ 10ml，在正常吞咽过程中，食物与水也可滞留于此。喉咽位于喉的背侧，介于会厌软骨上缘与环状软骨下缘之间，相当第 4 ~ 6 颈椎高度，上宽下窄，其下段是咽腔最窄处，宽约 1.5cm。喉口由杓状会厌襞围成，前高后低，将喉咽上段分隔左右，喉口与咽侧壁间呈凹状下陷，称梨状隐窝，俗称梨状窦，吞咽时食物可滞留其中。

第二十九讲　咽肌在吞咽过程中起何作用

在吞咽时，咽缩肌自上而下依次收缩，迫使食团向下运行；咽提肌收缩，上提咽、喉，在喉肌配合下，关闭喉口，腭帆后移，封闭鼻咽峡，从而使食团自舌根与会厌之间，分别流经喉口两侧进入梨状隐窝，而后汇合经喉咽进入食管。

第三十讲　喉肌的主要生理作用是什么？喉部在避免误吸的过程中起何作用

（1）喉肌的主要生理作用是使声带运动，在吞咽时协助声带关闭，避免食物误吸入肺。

（2）吞咽食物时，喉随咽上提且稍向前移，舌根后方压迫会厌向下封闭喉口，使食团进入咽，避免食物在吞咽时进入呼吸道。杓状软骨在吞咽时为防止误吸发挥了重要作用；真声带是保护呼吸道的最后一道防线。

第三十一讲　环咽肌的作用是什么

环咽肌位于咽与食管交界处，是咽下缩肌的一部分。传统认为该肌是食管上括约肌的重要肌肉成分。环咽肌起括约肌作用，在休息时呈收缩状态，维持一定的紧张性收缩，避免呼吸时空气进入食管。具有双向阀门作用，在吞咽的咽期末让食团进入食管，若发生嗳气或呕吐，气体和呕吐物可由食管进入咽。

第三十二讲　环咽肌在什么情况下会引起吞咽障碍

环咽肌高张力（痉挛）、低张力（松弛）、松弛不完全（环咽肌失弛缓症）、过早关闭，导致环咽部功能异常，食团难以从咽部进入食管，引起咽期吞咽障碍。

第三十三讲 食管上、下括约肌的组成及作用是什么

（1）食管上括约肌，又称周围食管段，至少由3组横纹肌组成 下咽缩肌远侧部、环咽肌、食管近端肌肉。食管上括约肌能使咽与食管分隔，在呼吸时防止气体进入消化道，同时防止食物等由食管反流进入咽，保护气道。食管上括约肌是涉及口咽期吞咽的第三处，也是最后一处括约肌所在位置。括约肌在静息状态下表现紧张性收缩，当食团接近括约肌时环咽肌首先松弛，使食团进入食管,继而发生收缩将食团向前推进，最后恢复到紧张性收缩的静息状态。喉的升高和环咽肌松弛对咽食管段的正常开放是必要的，有利于食团通过。

（2）未吞咽时食管下括约肌呈紧张性收缩，在食管和胃的交界处压力升高，可阻止胃内容物反流入食管。吞咽时，食管下括约肌的张力被抑制，括约肌松弛，食团进入胃。虽然在解剖上并不存在该括约肌，但用测压法可观察到，在食管至胃贲门连接处以上，有一段长 4～6cm 的高压区，其内压力一般比胃高 0.67～1.33kPa（5～10mmHg），是正常情况下阻止胃内容物反流入食管的屏障，起到了类似生理性括约肌的作用。

第三十四讲 吞咽过程中，参与的脑神经有哪些

12 对脑神经均参与吞咽反射，其中三叉神经、面神经、舌咽神经、迷走神经、副神经、舌下神经 6 对脑神经为主要参与神经。

第三十五讲 吞咽中枢在哪里

初级吞咽中枢位于脑干（脑干由延髓、脑桥和中脑组成），主要与延髓有关。一般认为，吞咽中枢位于延髓迷走神经背核附近的网状结构中，由孤束核与疑核及其相互连接的网状结构组成吞咽中枢模式发生器。除此之外，呕吐中枢、呼吸运动中枢、心血管运动中枢均位于此处。

第三十六讲　吞咽困难患者为什么会经常流涎

唾液来自口腔的腺体，口腔的腺体主要由腮腺、下颌下腺、舌下腺三大唾液腺组成，它们分别位于面颊沟及唇沟中。除此之外，有许多小腺体分布于舌、唇、面颊及口腔顶部的黏膜中。来自脑干的上、下泌涎核的副交感神经纤维调控唾液腺的分泌。唾液分泌包括非条件反射和条件反射，唾液 24 小时分泌总量为 1~2L，发挥消化、保护以及其他一些功能。当唾液达到一定量时自动触发吞咽功能。正常人能够有意识地控制唾液不溢出及主动吞咽。吞咽困难患者口腔准备环节可能对唾液控制能力下降，使唾液溢出；口腔推送期及咽期出现问题不仅导致唾液存留口腔并溢出，亦可引起呛咳。

第三十七讲　鼻咽癌放疗后为什么会出现吞咽困难

（1）射线对后组脑神经（迷走、舌咽、副、舌下神经）会造成损害，引起吞咽肌肉（舌肌、咽喉肌等）瘫痪、唾液分泌减少、口腔及咽部感觉减退，出现吞咽无力、进食呛咳等症状，严重者完全不能进食。

（2）射线引起颞颌关节周围的韧带、肌肉等软组织纤维化，使颞颌关节逐渐僵化，牙关紧闭，咽喉、颈部肌肉纤维化，妨碍食物在咽喉部的运送。早期患者常表现为张口时有牙关僵硬感，但无张口受限，此时多进行张口、下颌关节活动练习及肌肉放松练习，可牵拉软组织，防止关节僵化、肌肉纤维化。

（3）射线对黏膜、唾液腺还可造成直接损害，引起黏膜炎、口腔溃疡、口腔干燥症，出现咽痛、食欲缺乏、口干等症状，影响进食。对唾液腺的持久性损伤一般于放疗中后期开始出现，并呈进行性加重且不可逆。

第三十八讲　哪些部位发生脑卒中会引起吞咽困难？定位诊断与临床表现是什么

初级感觉运动由皮质、基底节、丘脑、岛叶、额叶岛盖、脑干等部位控制，以上各部位损伤均可引起吞咽困难。

（1）皮质运动区损伤 由于吞咽皮质中枢受到了破坏，不能调节吞咽的强度和持续时间，面部肌肉、咀嚼肌、舌肌无法协调性地相互运动，引起吞咽延迟。皮质运动前区损害导致吞咽启动困难，临床常见患者口含食物，有吞咽的意愿但无法启动吞咽动作。

（2）皮质感觉区损伤 导致不能进行吞咽的原因是患者根本没有意识到口中含有食物，并不是因为直接感觉丧失，而是由于皮质接受和处理感觉的功能损害，不能对吞咽过程中的食物刺激产生反应。

（3）大脑半球损伤 吞咽功能受双侧大脑皮质控制，如果优势半球受损，对侧在功能代偿中发挥作用；大脑皮质的可塑性可提高非优势半球在吞咽功能恢复中的可用性；双侧大脑半球损伤可产生顽固的吞咽困难。

（4）皮质延髓束损伤 皮质延髓束参与主动吞咽的触发，并对延髓吞咽中枢有易化作用。损伤后导致咽阶段延长，严重时导致主动吞咽启动不能，但反射性吞咽尚存在。同时，损伤会影响抑制性神经元环路，使延髓中枢失去高位抑制，出现环咽肌痉挛。

（5）基底节损伤 可导致肌张力过高或过低，出现无目的性运动。由此产生的吞咽困难临床表现为不自主运动致口腔、口咽食团控制差；无效吞咽导致食物分别残留于口腔、口咽和咽；咽下方式不同，可见自主吞咽和无目的性运动。

（6）内囊损伤 由宽厚的白质组成，聚集了大量的上行、下行传导束。内囊的膝部位于前、后肢相连处，皮质延髓束从此处通过。

（7）延髓损伤 内侧延髓梗死后，吞咽困难发生率较外侧延髓梗死更高且更严重。理论上单侧延髓吞咽中枢受损后导致一侧咽喉肌障碍，吞咽困难相对较轻，然而临床上急性单侧延髓梗死患者往往出现双侧咽肌麻痹，环咽肌失弛缓，咽阶段延长，吞咽困难较重，持续时间也较长，有些患者4～6个月甚至更长时间不能恢复吞咽。

（8）脑桥损伤 通常导致张力增高，可造成咽期吞咽延迟或消失、单侧痉挛性咽壁瘫痪，以及喉上抬不充分合并环咽肌失弛缓等功能异常。

（9）认知障碍 导致食物容易残留误吸。

第三十九讲 脑神经损伤引起的吞咽困难临床特征是什么

迷走神经背核支配大多数软腭肌、咽肌和环咽肌，参与软腭上提，声带闭合和会厌反折；下咽部喉上神经支配区感受器接受的压力刺激可能是诱发吞咽的关键因素；三叉神经运动核支配口群肌；面神经核支配唇和表情肌；舌下神经支配颏舌肌、茎突舌骨肌和舌骨舌肌；来自颈上神经节的交感神经也参与咽丛支配咽肌和环咽肌。与吞咽有关的脑神经损伤主要导致咽肌推进力弱、喉关闭不全、环咽肌功能障碍和咽阶段延长，而吞咽触发障碍很少见。

第四十讲　三叉神经受损引起的吞咽困难临床表现是什么

三叉神经运动核受损后，受其支配的下颌舌骨肌、二腹肌等口部肌肉出现麻痹，临床表现为咽阶段延长、吞咽困难；三叉神经脊束核或脊束受损，会降低口腔、牙龈、舌体、软腭等黏膜的感觉功能，临床表现为食物到达咽部时吞咽动作不能触发，从而明显增加误吸风险。

第四十一讲　面神经受损引起的吞咽困难临床表现是什么

面神经受损时，面肌、口唇肌麻痹，使口准备阶段和口阶段出现障碍，唇不能将食物维持在口中，表现为流涎、食物易从患侧口角流出等；面颊部不能与舌的活动相协调，影响食团在口腔内的推进；吞咽后口腔内有食物残留，食物咀嚼无力。

第四十二讲　舌咽神经受损引起的吞咽困难临床表现是什么

一侧舌咽神经损伤表现为同侧舌后 1/3 味觉丧失，舌根及咽峡区痛觉消失，同侧咽肌力弱及腮腺分泌明显障碍。临床上舌咽神经单独发生损伤者少见，常与后组脑神经损伤同时发生，一侧舌咽、迷走神经或其神经核损害时，可出现同侧软腭麻痹、咽部感觉减退或消失及咽反射消失。双侧舌咽神经损伤后，患者进食、吞咽、发音均有严重障碍，严重时患者发"啊"的声音时软腭和腭垂偏向健侧，甚至不能发音和吞咽，出现唾液外溢等。

第四十三讲　迷走神经受损引起的吞咽困难临床表现是什么

迷走神经受损能对吞咽造成破坏性影响，可导致咽缩肌和声带麻痹、声门关闭不全和咳嗽减弱等多方面损伤。迷走神经受损后，受其支配的杓状软骨肌麻痹，引起喉关闭不全和误吸；舌根部和会厌部感觉减退，引起食物溢出，出现误吸危险。

第四十四讲　副神经受损引起的吞咽困难临床表现是什么

副神经分为颅根和脊髓根，颅根支配咽喉肌，脊髓根主要支配胸锁乳突肌和斜方肌，其损伤可引起与吞咽相关的肌群瘫痪而直接或间接地导致吞咽困难，具体表现为未进食时咽部即有物体阻塞感，或进食时食物停留在面颊部或软腭部不能下咽，或食物不能顺利下咽停滞于咽部，出现流涎、反射性咳嗽、经鼻反流、误咽误吸、呛咳、灼热、咽喉感觉减退或丧失、声音嘶哑或伴有构音障碍、呼吸困难等。

第四十五讲　舌下神经受损引起的吞咽困难临床表现是什么

舌功能在口阶段起主要作用，其推进力也是咽阶段的功能性成分，所以舌下神经损伤可引起明显的吞咽困难。舌下神经受损后，表现为口腔内的食物得不到维持而溢出口腔，提前流入咽喉部出现呛咳与误吸。

第四十六讲　唾液在吞咽过程中起到什么作用

唾液发挥消化、保护以及其他一些功能。消化功能包括食物的机械处理，如咀嚼、食团形成以及吞咽，食团由口腔进入食管前需要与唾液充分混合，唾液润滑和稀释食团以利于吞咽。其中，食物的化学降解通过淀粉酶和脂肪酶完成，这些酶在胃中继续发挥它们的作用；溶解过程使其与味蕾相互作用，进而味觉会建立胃酸的分泌反射作为胃分泌头期调节的一部分。唾液的保护功能包括黏蛋白对口腔结构的润滑作用、对冷热食物和辛辣食物的稀释作用，这些作用通过碳酸氢钠、磷酸盐和蛋白质完成，并将唾液 pH 保持在 7 左右。

■■■ 第三节 吞咽功能的生理学基础 ■■■

第四十七讲 吞咽四个阶段的生理性质是否相同

吞咽的口腔准备期和口腔期是自主性的吞咽反射，可随意控制，口舌和面部的肌群通过自主运动将咀嚼过的食物推向咽喉部。咽期和食管期是非自主性的吞咽反射，在脑干吞咽中枢、脑皮质、传导纤维和吞咽肌群的共同作用和调节下完成吞咽过程。

第四十八讲 食团在口腔期的形成和推送有哪些重要肌群参与

口腔期是指摄入食物到完成咀嚼的阶段，发生于口腔，主要是纳入食物、对食物加工处理。在这一阶段，口轮匝肌收缩闭合唇以防止食物由口漏出；颊肌收缩避免食物滞留于牙龈与面颊之间，并起到保持食团在舌面上和牙齿之间以便咀嚼的作用；周围的其他肌肉如颞肌、咬肌、翼内肌、翼外肌负责下颌骨、唇及面颊的运动，参与咀嚼；食物的移动及放置则由舌肌来完成。

第四十九讲 咽期的主要生理活动包括哪些

咽期开始于食团通过吞咽进入咽，结束于环咽肌开放食团进入食管。咽期一旦启动则不可逆，并产生一系列的顺应性和协调性运动，具体如下。①软腭上抬与后缩使腭咽完全闭锁，阻止食物进入鼻腔。②舌骨和喉部上抬以及前移。③喉部闭合。④舌根下降和后缩，与前突的后咽壁接触，闭锁上咽腔，增加咽推动食团的动力，防止食物重新进入口中。⑤咽缩肌规律地由上到下收缩，使食物向下运动。⑥会厌反转，覆盖喉前庭。⑦环咽肌开放，使食团进入食管。

第五十讲 上消化道中有哪三种括约肌？它们的主要组成部分是什么？是如何开放和关闭的

上消化道存在三种括约肌，分别是腭咽括约肌、声门括约肌和食管上括约肌。①腭咽括约肌由腭帆提肌、上咽缩肌和腭咽肌共同组成。吞咽过程中，腭帆提肌主要负责软腭的上抬，上咽缩肌上部纤维负责咽侧壁的内移，腭咽肌则与上咽缩肌一起负责咽后壁及咽侧壁的前伸闭合腭咽。②声门括约肌：由真声带、假声带和杓状软骨等解剖结构共同组成。③食管上括约肌：是一组保持张力性收缩的骨骼肌，分隔咽和食管，主要组成部分是环咽肌。吞咽时三者依次关闭与开放，完成腭咽、喉闭合及食管上括约肌开放。

第五十一讲 咽期启动过程中参与的感觉神经有哪些？对应的黏膜神经末梢分布在哪里

咽启动的感觉传入神经分布于软腭（第五、九对脑神经）、咽喉壁（第九对脑神经）、会厌（第九对脑神经）和食管（第十对脑神经）等处。咽期启动过程中，参与的感觉神经主要为舌咽神经和迷走神经。舌咽神经黏膜神经末梢分布在鼓室、乳突小房和咽鼓管的黏膜，舌后 1/3 的黏膜和味蕾，还有咽黏膜。迷走神经的黏膜神经末梢分布在声门裂以下的喉黏膜。

第五十二讲 吞咽时肌肉的生理收缩活动是如何协调进行的

吞咽时肌肉以高度协调的方式进行工作，产生有效和高效能的吞咽动作。咽的原动肌、协同肌、拮抗肌相互作用、相互协调，完成功能活动。吞咽时肌肉的生理收缩活动主要包括口闭合、食团移动、呼吸道保护、腭咽闭合、舌喉部偏移、喉闭合、咽收缩、食管上括约肌的开放。

第五十三讲 什么是吞咽中枢模式发生器？它是如何调控吞咽功能的

中枢模式发生器是指在没有外界反馈的情况下，驱动重复而复杂的节律性运动的中枢神经元，一般由三个系统组成：由外周至中枢的传入系统；由中枢发至目标肌肉的运动传出系统；与脑干内神经元网络对应的负责运动下降、模式编译的组织系统。脑干的吞咽中枢模式发生器由延髓背侧区与腹外侧区构成。其中，背侧区由孤束核及周围网状结构构成；腹外侧区由疑核及其周围网状结构构成。吞咽中枢模式发生器负责接收脑神经传入与吞咽有关的感觉信息（触觉、温度觉和味觉），整合吞咽过程，通过疑核控制运动神经元启动吞咽。此外，吞咽中枢模式发生器还接受来自心血管和呼吸性脑干核团的信息。

第五十四讲　老年人吞咽有哪些生理特点

正常老年人也会发生吞咽异常。由于肌肉量减少和结缔组织弹性下降，在口腔期和咽期都有因年龄变化而产生的影响因素，如唾液分泌减少、牙齿咬合不良、气道关闭时间减少、食管上括约肌开放程度减小等，以及吞咽后老年人的呼气保护反应较弱等。

第五十五讲　婴幼儿与成人吞咽器官的解剖功能有哪些差异

在婴幼儿时期（3岁前），婴幼儿面部会持续成长，下颌会往下往前生长，带领舌向下，并扩大舌和腭之间的空间，逐渐发育成一个口腔空间；喉部和舌骨同时下降，可拉长与扩展咽。因此，较之成人，婴儿的吞咽器官存在以下特点。①口腔空间小而舌相对较大。②下颌骨相对较小并向后缩。③鼻咽形状圆钝，与咽喉连成一体，两者之间缺乏真正的口咽结构。④喉大小为成人的1/3。⑤真声带的1/2由软骨折叠形成。⑥会厌窄且直。

第五十六讲　婴儿呛咳是吞咽困难吗

婴儿的吞咽功能处于持续发育阶段，呛咳与其解剖结构发育不完全有关，婴儿大约在7个月时会啃咬，10~12个月才开始咀嚼，但达到成人的咀嚼形态时间较长，可能需要3~4年，一旦婴儿发育到能吞咽煮烂的或软的食物时，除了喉部上抬动作较小外，口腔期与咽期的吞咽生理与成人基本相似。婴儿的吞咽生理与成人不同，吸奶时，婴儿重复舌的抽吸动作（开始时，舌与下颌一同运动），每次从奶嘴吸出的奶会被堆集在腭弓前或会厌谷内。但每个婴儿用舌抽吸的次数不尽相同，正常一般是2次，超过7次则为异常。通常舌抽吸的次数与一次舌运动能从奶嘴挤压出来的液体量有关，如果每一次舌运动挤压出来的液体量较多，舌抽吸次数就减少，反之亦然。婴儿的咽期与成人相似。

第五十七讲　吞咽食团时间延长时会觉得胸闷吗

呼吸和吞咽之间的协调有重要意义。正常吞咽在口腔准备期咀嚼时，用鼻呼吸。在咽期，食团刺激软腭部的感受器，引起一系列肌肉的反射性收缩，使软腭上抬，咽后壁向前突出，封闭了鼻咽通道；声带内收，喉上抬并紧贴会厌，封闭了咽与气管的通道；呼吸暂时停止（会厌关闭呼吸道 0.3～0.6 秒），让食物通过咽部；由于喉头前移，食管上口张开，食团从咽被挤入食管；随后重新恢复的呼吸过程由呼气开始。吞咽时一旦声带完全内收，则呼吸停止，这就是所谓的吞咽呼吸暂停。这一过程是为了防止在吞咽后残留食物的误吸。进食固体食物时呼吸节律也改变，其开始于咀嚼，呼吸周期在咀嚼时缩短，但在吞咽时延长，按呼气-吞咽-呼气节律在进食时进行，但呼吸中止时间较吞咽水时长，呼吸常在吞咽前自发恢复。因此吞咽食团时间延长会感到胸闷。

第五十八讲　什么是吞咽反射

食物进入口中，引起一系列相关肌肉的反射性、顺序性收缩反应，大致包括以下三步。①舌翻卷把食物推入咽部。②食物刺激咽部的大量感受器，引起一系列肌肉的反射性收缩，将食物由咽部挤入食管。③食管肌肉顺序性收缩，使食物沿食管下行至胃，从而完成整个吞咽过程。

第五十九讲　什么是吞咽启动？没有吞咽启动会出现什么情况

舌根与下颌骨相交的任一点均可视为咽期的吞咽启动点。所有年龄的人，在口腔期舌推动食团，食团的头部到达此点时，口腔期结束，咽期吞咽即启动。

只有启动咽期吞咽，才可能产生咽期生理活动。如果只有舌部把食团往后推送，而没有启动咽期吞咽，食团将会被舌推到咽，停留在会厌谷或梨状隐窝；食物如果是液体，将会溢入开放的呼吸道；如果是浓稠食物，将会从会厌谷流出，到杓状会厌襞，进入梨状隐窝，或掉入呼吸道，此时要靠咳嗽才能咳出食物。

第六十讲　咳嗽反射在吞咽过程中的保护作用是什么

咳嗽反射是人体的防御性呼吸反射，它的感受器位于喉、气管和支气管的黏膜，可接受机械性刺激和化学性刺激，大支气管以上部位的感受器对机械性刺激敏感，二级支气管以下部位对化学性刺激敏感，感受器受到刺激后，传入冲动经迷走神经传入延髓咳嗽中枢，咳嗽中枢毗邻呼吸中枢，经两者的整合分析，传出冲动经迷走神经、膈神经、肋间神经至效应器。发生咳嗽反射时，先发生短暂的深吸气，接着声门紧闭，此时呼气肌强烈收缩，使胸腔肺内压和腹内压上升，随后关闭的声门突然打开，气体以高速冲出，完成一次咳嗽反射。咳嗽反射在健康成人非常敏感，其生理意义是有效清除呼吸道内的分泌物和进入喉、气管、支气管等处的异物。

第六十一讲　进食时有食物残渣从鼻腔溢出是吞咽困难吗

吞咽的口腔期开始后，舌尖被放置于上颌骨中央切牙后的牙槽嵴处，开始向舌上方运动，舌与硬腭的接触面扩大至后方，把食团挤压向后送，几乎与此同时，软腭开始提升，舌后部下降，舌根稍稍前移，食团被挤压开始流入咽部。软腭随之上升，与向内前方突出的咽后壁相接，封锁上咽部与中咽部的间隙，形成鼻咽腔闭锁，阻止食物进入鼻咽。鼻咽壁由上咽缩肌组成，也是关闭鼻咽的重要组织，迷走神经的运动纤维咽丛支配上咽缩肌及腭肌。如相关神经及肌群损伤，鼻咽腔没有完全闭锁，食物则可能溢出至鼻腔。

第六十二讲　为什么食团的性状会影响吞咽功能，吞咽困难患者为什么饮水容易呛咳

食团的大小及黏稠度对吞咽也有影响。食团的体积增大，环咽肌的残余压力增加、放松的时间延长，但不影响开放前最大压力和关闭后最大压力，也不影响最大咽下压力、最大咽下压力上升速率和压力持续时间。饮水时最大咽压力、咽压力持续时间、环咽肌放松时间、环咽肌开放前最大压力、环咽肌关闭后最大压力均显著高于吞咽其他黏稠度高的

食物，而稀糊状食物和浓流质则没有差别，对环咽肌残余压力和咽收缩上升速率无影响。

如果发生咽期吞咽延迟，只有舌部把食团往后推送而没有启动咽期吞咽，食团将会被舌推到咽，停留在会厌谷或梨状隐窝。如果食物是液体，将会溢入开放的呼吸道，造成呛咳。

第六十三讲 吞入食团的量随着食物的黏稠度而改变吗

（1）稀流质吞入量可从 1ml（唾液食团）到 17~20ml（用杯饮水）。

（2）当食团黏性增加时，吞咽的最大量随之下降。果冻平均可吞入 5~7ml，较浓稠的马铃薯泥则为 3~5ml，肉则平均为 2ml。如果有大量浓稠食物在口中，经舌搅拌后再细分，细分出的部分先被形成要被吞咽的食团，其他部分则放在口内一侧，等待稍后的吞咽。当食物黏稠度增加时，需要较大的挤压力和较多的肌肉参与活动。

（3）降低食物的黏稠度能使食团较容易通过咽，特别是通过食管上括约肌。

第六十四讲 为什么进食时不能说话、大笑

进食和呼吸都要通过咽喉，空气通过咽喉进入气管，而食物通过咽喉进入食管。呼吸时，会厌软骨像抬起的盖子，使空气畅通无阻；吞咽时，会厌软骨又像盖子一样盖住喉口，以免食物进入气管。边进食边说话、大笑，吞咽时会厌软骨来不及盖下，食物就会进入气管，引起剧烈咳嗽，严重时会引起窒息危及生命。

第六十五讲 为什么干吞咽动作很难持续进行

口腔中要有食物、液体或唾液，才能诱发咽期吞咽的启动点产生吞咽。正常的咽期吞咽需要主动吞咽意识与启动咽期吞咽的参与，两者缺一不可，若仅有一种机制存在，无法产生正常经口进食过程中规律与即时的吞咽动作。只有启动咽期吞咽，才可能产生咽期生理活动。所以连续的干吞咽后，很难再继续吞咽。

■■■ 第四节　吞咽困难的病理生理学　■■■

第六十六讲　大脑半球卒中对吞咽功能的影响是什么

吞咽功能受双侧大脑皮质控制，双侧大脑半球间往往存在一个优势半球，一旦发生脑卒中，则可能出现以下两种状况。①优势半球受损，对侧在功能代偿中可发挥作用，非优势半球大脑皮质的可塑性可改善吞咽功能。②双侧大脑半球损伤，导致顽固的吞咽困难。

第六十七讲　脑干卒中对吞咽功能的影响是什么

脑干被认为是继皮质及皮质下第二个吞咽中枢的所在之处。在脑干内，吞咽中枢存在于延髓背侧区及延髓腹侧区。上述部位损伤的患者，可能会出现与运动感觉障碍相关的严重吞咽困难，如环咽肌弛缓，进食时可出现呕吐与反流、严重误吸等。

第六十八讲　声门下压力消失对咳嗽反射的影响是什么

声门由声带和声门裂组成；声带由声襞及其襞内的声韧带和声带肌共同构成。吞咽时声门关闭是一个重要的基础反射。气管切开造成声门下气道完整性的破坏，使咳嗽反射迟钝或消失。

第六十九讲　舌肌的组成是什么？其神经支配如何

（1）舌的主要功能是将食物搅拌形成食团，并由舌前部输送到舌根部。大多数食团的位置移动由舌肌来完成。除4对舌内肌（上纵肌、下纵肌、横肌和垂直肌）位于舌内，还有4对舌外肌（颏舌肌、舌骨舌肌、茎突舌肌、腭舌肌）与相关的颈部肌共同组成舌外肌群。

（2）上纵肌、下纵肌、横肌、垂直肌、颏舌肌及舌骨舌肌由舌下神经支配，茎突舌肌由舌咽神经支配，腭舌肌由迷走神经支配。

第七十讲　舌缺损对吞咽功能的影响是什么

前舌对于口腔期吞咽非常重要。前舌存在较大缺损时，搅拌食物及形成食团都存在困难，也会导致食团相互推送异常。由于舌的活动差，食物和唾液会从口腔溢出；由于缺乏准确的控制能力，可出现口咽期吞咽困难。

第七十一讲　气管切开的患者容易出现误吸吗

气管切开与误吸有关，据相关研究显示，43%～83%的气管切开患者有吞咽困难症状，通常表现为误吸。可能与气管切开后常见的吞咽相关生理改变有关：气道阻力改变或消失；吞咽时无法形成声门下压力；有效的咳嗽反射减弱；嗅觉丧失；发音功能丧失；肌肉敏感性降低；真声带关闭和协调减弱；呼吸–吞咽循环断裂；体外因素影响；吞咽时喉升抬幅度下降。

第七十二讲　为什么气管套管的气囊充气时仍会出现误吸

气管套管的气囊充气时会堵塞气管，但不是水密性的完全堵塞，并且套管的存在会阻止正常的气流通过声门下气道和喉。套管上的分泌物聚集较多时，分泌物会从套管周围漏入气囊下的气道。对于许多患者，使用说话呼吸瓣膜或拔管都会减少误吸。

第七十三讲　口咽肿瘤切除术后吞咽困难的表现是什么

口咽肿瘤切除术后吞咽困难的表现如下：软腭、口咽吮吸泵丧失；腭咽功能减退；扁桃体、咽侧壁的活动性改变；舌根、喉保护机制缺乏导致感觉丧失，喉上抬丧失。

第七十四讲　胃食管反流对吞咽功能的影响是什么

严重食管炎或食管溃疡可引起吞咽疼痛，这是由于酸性反流物刺激食管上皮下的感觉神经末梢。反流物也可刺激机械感受器引起食管痉挛性疼痛，严重时可为剧烈刺痛，向背、腰、肩、颈部放射，酷似心绞痛。由于食管痉挛或功能紊乱，部分患者可出现吞咽困难，且发生食管狭窄时，吞咽困难持续加重。反流物刺激咽部黏膜可引起咽喉炎，出现声嘶、咽部不适或异物感。吸入呼吸道可发生哮喘，这种哮喘无季节性，常在夜间出现阵发性咳嗽和气喘。个别患者反复发生吸入性肺炎，甚至出现肺间质纤维化。

▪▪▪▪ 第五节　吞咽困难影像学、非影像学检查 ▪▪▪▪

第七十五讲　什么是吞咽造影检查

吞咽造影检查（videofluroscopic swallowing study，VFSS）是在 X 线透视下观察患者吞咽不同黏稠度、不同剂量的造影剂包裹的食团情况，并通过侧位及前后正位成像对吞咽不同阶段的情况进行评估，也能对舌、软腭、咽喉的解剖结构和食团的运送过程进行观察。

第七十六讲　吞咽造影检查的重要性如何？吞咽造影的作用是什么

（1）吞咽造影检查被认为是诊断吞咽困难首选的和理想的方法，常被认为是评价吞咽困难的"金标准"。该检查不仅可以发现导致吞咽困难结构性或功能性异常的病因及其部位、程度和代偿情况，有无误吸等，而且可为选择有效治疗措施和观察治疗效果提供依据。

（2）口咽至食管上段的吞咽过程十分迅速，只有 X 线动态造影录像或快速摄片才能记录其活动，并且可以逐帧慢速回放，仔细分析发现其中活动的异常。该检查的主要作用如下。①对整个吞咽过程进行详细的评估和分析，观察正位及侧位成像可对吞咽不同阶段的情况进行评估。②分析吞咽困难发生的时期，指导吞咽困难的治疗。③对舌、软腭、咽喉的解剖结构和食团的运送过程进行观察。④探讨吞咽困难的病理生理特征。⑤观察进食各种性状食物时的情况，吞咽的启动，是否有误吸及其清除能力。⑥分析食团、年龄、性别等因素对于吞咽的影响。⑦直接指导患者该采用何种方式进食及进食何种食物安全。⑧作为衡量是否拔除鼻饲管、胃造瘘管的重要指标。⑨评估临床治疗疗效。

第七十七讲　哪些患者适合做吞咽造影检查？

一般来说，存在吞咽困难症状的患者均可考虑进行吞咽造影检查。但是如果患者具有下列情况，则不合适做吞咽造影检查。①无吞咽动作。②再次做吞咽造影检查不能发现新的或有用的信息。③患者的意识程度下降，不能经口进食。④重病情况下患者不能经口进食获得足够的营养。⑤不能把患者运送到放射科。

第七十八讲　吞咽造影检查的优点是什么？有何局限性

吞咽造影检查对设备要求不高，简单易行，同时能较敏感地发现吞咽运动的细微异常改变。

虽然吞咽造影检查具有以上优点，但也有一定的局限性。①患者暴露在放射条件下。②不能区分病因。③需要专门的实验室和操作人员（必须与放射科合作才能进行）。④不能反映实验室外的吞咽情况，不能为咽喉部解剖和感觉的隐性异常提供详细资料。⑤声带只在有限的条件下才能观察到。⑥有些患者不能配合检查所需体位。⑦目前评估的实施方案和参数尚未标准化，可比性不强。

第七十九讲　吞咽困难的影像学表现有哪些

（1）滞留　吞咽前，内容物积聚在会厌谷或梨状隐窝。

（2）残留　少量造影剂滞留在会厌谷及梨状隐窝内，数次吞咽后不能及时排出。

（3）渗漏　造影剂进入喉前庭，向鼻咽腔、喉腔、气管等处渗漏。要注意发生的部位（口、鼻咽、喉、气管等）、数量（大、中、小、微量）和时间（吞咽前、中或后）。

（4）溢出　是指在会厌谷或梨状隐窝的内容物积聚超过其容量流出来的状况。

（5）反流　造影剂从下咽腔向上反流入鼻咽腔、口咽腔。

（6）误吸　造影剂通过喉前庭进入气管、支气管及肺泡内。

（7）不对称或偏斜　会厌谷及梨状隐窝不对称。

（8）环咽肌功能障碍　包括环咽肌高张力（痉挛）、低张力（松弛）、松弛不完全（环咽肌失弛缓症）、过早关闭及松弛延缓。

（9）结构异常　如侧咽囊肿、肿物等占位病变。

第八十讲　吞咽造影检查和软管喉内镜吞咽检查的异同点是什么

吞咽造影检查和软管喉内镜吞咽检查的相同之处具体如下。①均动态呈现了吞咽机制和过程。②均可用于评价改变检查用食物的性状、调整代偿性吞咽方法对吞咽安全性和有效性的影响。③均强调根据某个特定的患者群体或吞咽困难的特征做相应调整。

两种检查方法各有优缺点：吞咽造影检查可更全面地观察吞咽机制，而软管喉内镜吞咽检查则能更好地俯瞰咽喉部解剖结构，并观察分泌物在咽喉的积聚情况。它们共同存在的不足之处是：虽可明确患者是否存在误吸，但不能反映患者误吸产生的后果。两种方法都可以评估在异常环境中的吞咽行为，但不能模仿功能性进食活动。尽管有这些不足，在吞咽评估中这些检查仍能发挥至关重要的作用。

第八十一讲　软管喉内镜吞咽检查可观察哪些内容

软管喉内镜吞咽检查可观察下列内容。①咽的解剖结构。②咽喉部结构的运动。③分泌物积聚情况。④通过进食流质和固体食物直接评估吞咽功能。⑤评估代偿吞咽方法的疗效。⑥反流情况。

第八十二讲　超声检查在吞咽困难中的应用如何

超声检查可通过超声探头与皮肤接触，从而获得吞咽过程中动态实时的软组织影像。超声检查不要求使用任何特殊的食团或造影剂（普通食物即可），能在床旁进行检查，并能为患者提供生物反馈治疗。与其他检查比较，超声检查对发现舌的异常运动有明显的优越性，特别是对口底肌肉和舌骨位移测量具有较高的可靠性。

第八十三讲　咽腔测压检查（高分辨率咽腔测压）在环咽肌功能诊断中的意义是什么

咽腔测压检查可评价咽部生理功能，定量分析咽部及环咽肌的压力，确认环咽肌不完全或不协调松弛，还可检测吞咽造影检查未能发现的异常，评估潜在的食管功能紊乱，评估咽期吞咽肌收缩和松弛的幅度及时间，反映吞咽过程中肌肉的协调性。测试时可采取接近生理状态的坐姿而无须平躺，可针对不同吞咽动作、头部姿势和食物进行比较，特别适用于口咽部及环咽肌功能障碍导致吞咽困难的患者。

第八十四讲　影响咽腔测压检查结果的因素是什么

影响咽腔测压检查结果的因素分为内在因素和外在因素。内在因素包括吞咽时食管上括约肌向口的方向移动 2～3cm；食管上括约肌高压区呈狭长卵圆形，且其压力分布不对称；在软腭上抬或喉上抬时均可能出现传感器上移。外在因素有年龄、性别、食团容积和黏稠度、不同的吞咽方式和吞咽时头部姿势等。故在解释该测试结果时，应充分考虑这些因素。

第八十五讲　什么是视频测压技术

视频测压技术是同时使用吞咽造影与高分辨率压力测量技术的检查方法。吞咽造影不但可以明确测压导管传感器的位置，还可以对吞咽全过程进行数字化记录，并进行运动学分析。

第八十六讲　视频测压技术在吞咽困难患者中的应用价值如何

（1）通过测压通道精确定位相关解剖位置。

（2）同时观察动态视觉影像与量化的咽期压力变化。

（3）准确判断咽部残留是咽腔收缩无力引起还是食管上括约肌功能障碍引起。

（4）两者同步应用，可以将吞咽的运动分析和压力分析进行对应，两者相互弥补，可以全面分析和阐明吞咽的生理和病理机制，大大提高诊断的精确性。

第八十七讲　不同检查方法的应用原则是什么

目前越来越多的技术用于吞咽困难的评估，各检查方法间可以优势互补。吞咽造影检查在临床上使用时间长、应用广泛，仍然是目前诊断吞咽困难、确定口咽功能紊乱机制的"金标准"。吞咽电视内镜检查能弥补吞咽造影检查存在的大部分不足之处，两者有显著的互补关系。测压检查适用于疑难病例和不典型病例，增加影像学检查不能提供的功能性数据，对食管动力障碍性疾病引起的吞咽困难的诊断有重要意义。放射性核素扫描检查能对吞咽的有效性及误吸量做定量分析。超声检查对发现舌的异常运动有明显的优越性。表面肌电图检查可直接评估吞咽时口咽神经肌肉的功能，对研究吞咽困难的电生理机制有较大帮助。而功能性磁共振成像和正电子发射断层成像等则可用于吞咽困难的临床研究。近年来对生物学标志物的研究也可以直接或间接反映吞咽困难和误吸事件。

第八十八讲　普通磁共振成像检查与吞咽造影检查相比有优势吗？磁共振吞咽脑功能成像的意义是什么

与吞咽造影检查比较，磁共振成像的优势在于没有 X 线的辐射，但其瞬时空间处理能力不如吞咽造影检查。磁共振成像检查比较昂贵，患者需处于仰卧位，无法反映真实的吞咽功能。这些因素限制了该项检查的临床应用。

功能性磁共振成像可用于研究吞咽功能的神经基础，如皮质吞咽中枢的部位、自主吞咽与反射性吞咽的中枢机制等。此项检查还可反映正常控制下吞咽的功能性神经定位，损伤后大脑皮质中枢对控制的重建。

第八十九讲　诊断失弛缓症为什么要测压

失弛缓症的诊断需符合下列两种异常：食管蠕动消失、食管下括约肌松弛消失或不完全。只有通过测压才能提供客观准确的诊断。

第九十讲　吞咽困难肌电图检查的临床应用价值如何

吞咽时肌肉活动的肌电信号、时间和模式可以通过多种肌电图技术记录，包括针式喉肌电图和无创表面肌电图，用于评价吞咽相关的肌肉功能活动。

喉肌电图可明确患者是否存在特定的神经或神经肌肉单元的病损，确诊系统性疾病或进行性神经肌肉疾病。喉肌电图还可用于吞咽功能的辅助评估，如评估喉括约肌的活动，声门上喉、咽的感觉以及环咽肌的功能。

由于咽喉部参与吞咽活动的肌肉较细、较多，很难用传统的电针刺方法对肌肉准确定位，现多用电极贴于参与吞咽活动的肌群表面，检测吞咽时肌群活动的生物电信号，即表面肌电图检查。这是一种非侵入性、无放射性的检查，患者无明显不适感，并且简单快速、价廉。

■■■ 第六节　吞咽困难的临床评估 ■■■

第九十一讲　如何进行吞咽困难相关病史的采集

采集吞咽困难患者的病史是诊断的基本环节，采集内容具体如下。①诱因（感冒、劳累、情绪变化等）。②一般状况：第一次出现吞咽困难的时间，每餐的进食情况，不同食物性质的吞咽情况，有无伴随症状（恶心、呕吐等）。③有无神经系统疾病：如面部、四肢麻木或活动障碍，言语不利，精神状态不佳等。④肺部情况。⑤有无其他疾病：如高血压、颈椎病、五官科疾病、精神心理疾病等。⑥既往检查和相关影像学资料。⑦现在和既往服药情况：包括处方药和/或非处方药，以及服药后症状是否改善及改善情况，这与临床病历记录基本一致。

第九十二讲　吞咽困难能治好吗？诊断流程如何

要找到引起吞咽困难的病因，并进行综合评估才能判断是否能够治愈，不能一概而论。所以当出现吞咽困难时应进行详细的病史采集，并进行体格检查及其他辅助检查以确定吞咽困难的类型，采取适当的治疗方案。

第九十三讲　摄食过程评价内容包括哪些

（1）认知期　意识状态、有无高级脑功能障碍、食速、食欲。

（2）口腔准备期　开口、闭唇、摄食、食物从口中洒落、舌部运动（前后、上下、左右）、下颌运动（上下、旋转）、咀嚼运动、进食方式变化。

（3）口腔期　吞送（量、方式、所需时间）、有无口腔内残留。

（4）咽期　喉部运动、有无噎食、有无咽部不适感、有无咽部残留感、有无声音变化、有无痰量增加。

（5）食管期　有无胸口憋闷、有无吞入食物反流。

第九十四讲　吞咽困难的临床评估意义是什么

吞咽困难临床评估的意义包括以下几方面。①确定吞咽困难是否存在。②提供吞咽困难解剖学和生理学的诊断依据。③确定患者有关误吸的危险因素，预防误吸的发生。④明确是否需要改变营养方式，以改善营养状态。⑤为进一步检查和治疗提供依据。另外，对吞咽困难后的功能变化和代偿，要进行阶段性或治疗前后的评估；对吞咽困难和康复机制的深入研究，则要求有较为全面的检测和更为客观的检查作为评估的基础。

第九十五讲　吞咽困难的常见症状和体征有哪些

吞咽困难分为器质性与功能性，器质性吞咽困难症状大致如下：口咽期吞咽困难患者多存在流涎、咳嗽或呛咳、咽喉部异物感、声音嘶哑等症状；食管期吞咽困难患者则常有胸痛、胃灼热、胸部堵塞感、胃内容物反流、进食后呕吐等症状。口咽期和食管期患者均可出现痰液增多、吞咽反射减弱或消失、进食易疲劳、反复的肺炎和体重减轻等症状。由于功能性吞咽困难是患者主观感觉到的一些吞咽方面的异常，而又因为认知情况不同，所以不是所有患者都能客观表达出他们存在的症状，大多描述为吞咽过程不顺畅。

第九十六讲　哪些指征和症状提示隐性误吸

食物、液体或唾液渗透到声门下未引发咳嗽，称为隐性误吸。如果存在吞咽困难风险的患者存在咳嗽无力或无咳嗽，进食后出现发热，进食后声音湿润嘶哑，有反复发生肺炎或不明原因发热病史等表现时，应注意有隐性误吸的可能。此时可以行吞咽钡剂造影检查，直接观察受检者吞咽器官的活动状态，以判断患者是否发生误吸，以免临床诊断失误，引起长时间的误吸，从而增加患者死亡的风险。

第九十七讲　吞咽障碍临床评估的内容有哪些

吞咽功能临床评估主要包括三方面：筛查(进食评估问卷调查工具-10、反复唾液吞咽试验、洼田饮水试验、染料测试等)、临床功能评估(非进食状态评估、进食时评估)、仪器评估(电视透视吞咽检查、纤维内镜吞咽功能检查、吞咽测压和高分辨率咽腔测压、肌电图、放射性核素扫描、高分辨动态立体 CT 检查、超声检查、24 小时食管 pH 测定等)。对于能进食但不配合体格检查的患者，检查者可通过询问病史和观察患者进食状况判断有无吞咽困难及其情况。大多数患者的体格检查还包括对患者精神状态的评估及对脑神经完整性的检查等。此外，吞咽功能临床评估还包括对患者的吞咽代偿策略的评估。

第九十八讲　伴发吞咽困难的神经性病变有哪些

（1）脑实质和脑干疾病　①脑血管病：累及皮质脊髓束的腔隙性梗死、双侧假性延髓麻痹、累及下运动神经元的脑干卒中。②意识状态改变：可为戒断、服用药物癫痫发作、代谢性脑病等所致。③多发性硬化、运动神经元病、脊髓灰质炎累及球部、灰质炎后肌萎缩。④帕金森病、肌张力性挛缩、肌动力异常。⑤阿尔茨海默病。⑥颅脑外伤。⑦脑瘫。⑧其他：脑炎、脑膜炎、神经梅毒等。

（2）脑神经疾病　①慢性或肿瘤性脑膜炎累及基底脑膜。②神经病变：吉兰-巴雷综合征、面神经麻痹、糖尿病性迷走神经病变。

（3）神经肌肉连接病变 ①重症肌无力。②兰伯特–伊顿肌无力综合征（肿瘤旁胆碱释放障碍）。③肉毒中毒。④药物：氨基糖苷类等。

（4）肌肉疾病 ①皮肌炎。②代谢性肌病。③张力性肌营养不良。④眼咽型肌营养不良。

第九十九讲　伴发吞咽困难的结构性病变有哪些

（1）炎症 ①非特异性食管炎。②反流性食管炎。

（2）肿瘤和肿瘤术后 ①下咽癌。②食管癌。③纵隔肿瘤。④肺癌。⑤喉咽癌。⑥食管癌术后吻合口狭窄。

（3）化学性损伤 ①摄入强酸、强碱等腐蚀剂。②药物性食管炎。③食管静脉扩张行硬化剂治疗。

（4）放射性损伤鼻咽癌放疗术后。

（5）手术后 ①胃底放置抗反流器具。②颈部手术。③后颅窝手术等。

（6）其他 ①颈椎骨质增生。②咽食管憩室。③口腔干燥。④贲门失弛症。⑤食管裂孔疝。

第二章
中 医 篇

▪▪▪ 第一节　吞咽困难的中医研究溯源 ▪▪▪

第一百讲　吞咽困难治疗在古代文献中的概况

　　吞咽困难并非一种单独的疾病，而是诸多疾病的伴随症状，中医学多从"中风""喉痹""舌謇""喑痱""噎膈"等范畴进行论述。依据症状表现，可分为功能性与器质性吞咽困难两类，功能性多见于"中风"，器质性则多见于"喉痹""舌謇""噎膈"等。早在《黄帝内经》时期已有对本病的相关论述，如《素问·脉解》："所谓入中为喑者，阳盛已衰，故为喑也。内夺而厥，则为喑痱，此肾虚也。"《灵枢·邪气脏腑病》："脾脉急甚为瘛疭；微急为膈中，食饮入而还出。"汉《伤寒杂病论》："少阴病，咽中伤，生疮，不能语言声不出者，苦酒汤主之。"汉《三因极一病证方论·咽喉病证治》："治缠喉风，及急喉痹，卒然倒仆，失音不语；或牙关紧急，不省人事；或上膈壅热，痰涎不利，咽喉肿痛。"晋《针灸甲乙经》："暴喑气哽……饮食不下……喑不能言。"隋《诸病源候论》："喉痹者，喉里肿塞痹痛，水浆不得入也。人阴阳之气出于肺，循喉咙而上下也。风毒客于喉间，气结蕴积而生热，故喉肿塞而痹痛。"唐《千金方》："风懿者，奄忽不知人，咽中塞窒窒然，舌强不能言，病在脏腑。"宋《铜人腧穴针灸图经》："口噤，舌根急缩，下食难。"元《卫生宝鉴》："风中脏，而后涎上不语。"明《名医类案》："痹者，闭也。咽喉闭结，汤药不通。有形之物，已难下咽。"总之，众多医家虽未明确罗列吞咽困难如何论治，但是却有诸多类似症状的详述，为防治本病积累了大量经验，并总结出不少行之有效的治疗方法用以指导临床。

第一百〇一讲　治疗吞咽困难中医有何独到之处

中医学有独特的理论体系，千百年来一直有效地指导临床，其特点在于注重"天人合一""整体观""辨证施治""未病先防"等。例如，中医学认为局部病变由整体失调而产生，因此在治疗疾病时不可仅注意局部，需注重人体内外环境的统一，通过调整整体来达到治疗局部疾病的目的。所以在治疗吞咽困难时，不应拘泥于舌、咽、喉、食管，而应从整体论治，究其根源，随证治之。同时，中医治疗吞咽困难有多种手段，如中药、针灸、刮痧、拔罐等都是特色疗法。

第一百〇二讲　中医四大经典有哪些？在治疗吞咽困难时有何价值

中医四大经典包括《黄帝内经》《神农本草经》《难经》与《伤寒杂病论》。《黄帝内经》对人体的解剖、生理、病理以及疾病的诊断、治疗与预防，做了比较全面的阐述，确立了中医学独特的理论体系，为中医药学的理论基础和源泉。《神农本草经》是对中药学的第一次系统总结，其中大部分中药学理论和配伍原则以及提出的"七情和合"理论，在几千年的用药实践中发挥了巨大作用，是中药学理论发展的源头。《难经》，全名为《黄帝八十一难经》，其对《黄帝内经》中的难点和疑点提出问题，然后逐一解释阐发，并且对部分问题作出发挥性阐述，其对诊断学、针灸学的论述一直被后世医家沿用。《伤寒杂病论》系统地分析了伤寒的病因、症状、发展及治疗方法，创造了"六经分类"辨证施治的原则，其对内伤杂病的治疗亦具有重要意义，奠定了中医药治病理、法、方、药的理论基础。以上四部经典为中医治疗疾病提供了系统的诊治原则及方法，且对于指导后世治疗吞咽困难具有重大意义，治则求于《内经》，中药取于《本草》，发挥归于《难经》，方药法于《伤寒》。

第一百〇三讲　《黄帝内经》对吞咽困难的认识

《黄帝内经》对与人体吞咽直接相关的舌、咽、喉进行了详细阐述：咽喉为经络循行之要冲，冲任二脉及十二正经中除心包经与膀胱经以外的十条经脉直接循行于此，因此咽喉与五脏六腑联系密切，吞咽困难的发生不仅责之于外感淫邪，亦与五脏受邪密切相关，所以在治疗咽喉疾病时应具有整体辨证的思路，治本求于脏与腑，治标求于祛淫邪。如《素问·脉解》："所谓入中为喑者，阳盛已衰，故为喑也。内夺而厥，则为喑痱，此肾虚也。"指出肾虚可引起中风而见四肢不收与不能言。《素问·评热论》："薄脾则烦不能食，食不下者，胃脘隔也。"论述了类噎膈病，病位在脾，症可见不能食，食不下。《素问·六元正纪大论》："民病热中，聋瞑血溢，脓疮咳呕，衄衊渴嚏欠，喉痹目赤，善暴死。"认为火邪为患，可引起喉痹且预后差。《素问·血气形志》："形苦志苦，病生于咽嗌，治之以甘药。"论述了情志不遂与劳欲无度，亦可引起咽嗌病，病位在肝肾，并提出以甘药治之大法。《灵枢·热病》："喉痹舌卷，口中干，烦心，心痛，臂内廉痛，不可及头，取手小指次指爪甲下，去端如韭叶。"描述了经络放血可治疗因热而致喉痹舌卷等症状。

第一百〇四讲 《伤寒杂病论》中对吞咽困难的论述

《伤寒杂病论》包括《伤寒论》和《金匮要略》两部分，其对吞咽困难的病机、病因、治法、脉象方面均有涉及，如《金匮要略·中风历节病脉证并治》："邪在于络，肌肤不仁；邪在于经，即重不胜；邪入于府，即不识人；邪入于藏，舌即难言，口吐涎"。指出中风时邪中于脏可出现舌难言。在病因治法方面，《伤寒论·少阴病篇》："咽中生疮，不能语言，声不出者，苦酒汤主之。"认为热伤于络可致吞咽困难，并以苦酒汤治之。在脉象方面，《金匮要略·辨不可下病脉证并治》："脉濡而弱，弱反在关，濡反在巅，弦反在上，微反在下。弦为阳运，微为阴寒，上实下虚，意欲得温。微弦为虚，虚者不可下也。微则为咳，咳则吐涎，下之则咳止，而利因不休，利不休，则胸中如虫啮，粥入则出，小便不利，两胁拘急，喘息为难，颈背相引，臂则不仁，极寒反汗出，身冷若冰，眼睛不慧，语言不休，而谷气多入，此为除中，口虽欲言，舌不得前。"虽未单独针对吞咽困难进行详释，但在其论述中可见到对某些原因导致的吞咽困难做了分析及治疗。

第一百〇五讲 《神农本草经》中治疗吞咽困难的药物及其价值

《神农本草经》共载中药 365 种，采用上、中、下三品分类法。其中，上品主养命以应天，无毒，多服久服不伤人；中品主养性以应人，无毒有毒，斟酌其宜；下品主治病以应地，多毒，不可久服。该书文字简练古朴，被后世尊为中药理论之精髓。其中明确记载了治疗喉痹的药物，如蒺藜子"主恶血，破癥结积聚，喉痹，乳难。久服，长肌肉，明目"，此外，牡桂、贝母、款冬花、射干、杏核仁亦可治疗喉痹，此类药大抵为温平之药。同时，该书认为，治疗疾病应把握先察其源，先候病机的原则。这为指导后世医家治疗吞咽困难选择用药提供了方便，且为现代医药研究提供了方向。

第一百〇六讲 《难经》中有关吞咽困难的记载

《难经》中虽无吞咽困难的相关论述，但对与人体吞咽相关的部位进行了详细的论述。如《难经·二十四难》："足厥阴气绝，即筋缩引卵与舌卷。厥阴者，肝脉也……筋缩急即引卵与舌；故舌卷卵缩。"指出足厥阴肝经主筋络舌本，其病变可引起舌体卷缩的症状。《难经·二十八难》："任脉者，起于中极之下，以上毛际，循腹里，上关元，至咽喉……阴跷脉者，亦起于跟中，循内踝上行，至咽喉，交贯冲脉。"可以看出吞咽困难的发生与任脉、阴跷脉亦联系紧密。《难经·三十七难》："脾气通于口，口和则知谷味矣，心气通于舌，舌和则知五味矣。"指出心脾之气通于舌，舌功能正常可正常饮食，识五味；《难经·四十二难》中重申舌、咽、喉的长度与重量以及食管长度，即咽门至胃长一尺六寸。这为人们认识并研究吞咽困难提供了中医理论基础，亦提供了解剖学基础。

第一百〇七讲 《诸病源候论》对吞咽困难的论述

隋代巢元方在《诸病源候论》中有关吞咽困难大多从中风论述，且对中风阐述较前详细。一则提出"偏枯""风痱""风癔"等病名，如《诸病源候论·风病诸候上》："风邪之气，若先中于阴，病发于五脏者，其状奄忽不知人，喉里噫噫然有声，舌强不能言。发汗身软者，可治。"沿袭了《伤寒论》对中风的认识，提出风邪先中于阴经，而后由五脏发病，出现猝然不知人，舌强不能言，若出现发汗、身软症状时，经治疗预后较好；二则对喉痹的病因病机进行了阐述，如《诸病源候论·咽喉心胸病诸候》："喉痹者，喉里肿塞痹痛，水浆不得入也。人阴阳之气出于肺，循喉咙而上下也。风毒客于喉间，气结蕴积而生热，故喉肿塞而痹痛。""马喉痹者，谓热毒之气结于喉间，肿连颊而微壮热，烦满而数吐气，呼之为马喉痹。"在《诸病源候论·痞噎病诸候》中明确区分了食不入的原因，一为胃中虚冷，一为食管阻塞："此由脏气冷而不理，津液涩少而不能传行饮食，故饮食入则噎塞不通，故谓之食噎。胸内痛，不得喘息，食不下，是故噎也。"《诸病源候论·养生方·导引法》云："一手长舒，令掌仰，一手捉颏，挽之向外，一时极势二七，左右亦然。手不动，两向侧极势，急挽之，二七。去颈骨急强，头风脑旋，喉痹，膊内冷注，偏风。"又云："一足踏地，一手向后长舒努之，一手捉涌泉急挽，足努，手挽，一时极势。左右易，俱二七。治上下偏风、阴气不和。"介绍了去喉痹之导引法。并立小儿杂病诸候门，提出小儿喉痹之病机。该书虽对其他疾病引起吞咽困难的病因病机进行了细致的论述，但是治法仅提出了导引之法，未予详细论述。

第一百○八讲 《千金方》中孙思邈对吞咽困难的认识

唐代孙思邈基于咽喉的中医学基础，论述了各类咽喉病的病机治则治法，如在《千金方·咽门》中论述了咽喉与脏腑、阴阳、气血等的关系："夫咽门者，应五脏六腑往来神气阴阳通塞之道也。喉咙包囊舌者，并津液调五味之气本也，不可不研乎。咽门者，肝胆之候也，主通五脏六腑津液神气应十二时。若脏热则咽门闭而气塞，若腑寒则咽门破而声嘶，母姜酒主之。热则通之，寒则补之，若寒热调和，病不生矣。若毒气甚，咽喉闭塞不能咽者，折齿纳葱叶口中，以膏灌葱叶中令下。"《千金方·喉病第七》治风毒咽水不下，采用瘰肿方（升麻、芍药各四两，射干、杏仁、枫香、葛根、麻黄各三两，甘草二两）、风毒脚气方等。除此之外，孙思邈十分重视妇儿病，专门立章节进行论述，如治小儿喉痛，若毒气盛，便咽塞，并治大人咽喉不利方。

第一百○九讲 金元四大家对中风的论述

唐宋之前各医家对中风的认识多为"内虚邪中"，治疗主要用大、小、西州等续命汤，沿用千百年，为治风准绳。迨至金元时期，百家争鸣，对中风的认识和论治提出了不同见解，多以"内风"立论，其中刘完素、张从正、李杲、朱丹溪各持一说，分别认为心火、肝风、气虚、痰湿等为中风症结，且一直沿用至今，所以现代中医学多认为中风的病理因素以风、火、痰、瘀等为主，病机为本虚标实。

第一百一十讲　刘完素对中风的论述

刘完素开创"内风"致病先河，认为中风非外中于风，而是由内风引起，即火热生风，如《河间六书·素问玄机原病式·火类》："中风瘫痪者，非谓肝木之风实甚而卒中之也，亦非外风而中尔，由乎将息失宜，而心火暴甚，肾水虚衰，不能制之，则阴虚阳实，而热气怫郁，心神昏冒，筋骨不用而卒倒无所知也，多因喜怒思悲恐之五志有所过极，而卒中者，由五志过极，皆为热甚故也。"可见刘完素以"心火暴亢，肾水虚衰"为理论基础，祛火和滋水为治疗大法，以"热极生风"立论，指出热为本，风为表；认为起居、饮食和情志失常为发病的主因，根据病情轻重分中脏与中腑，对各种病因所致的中风均提出了方药之法。其中依据《素问·脉解》"所谓入中为喑者，阳盛已衰，故为喑也。内夺而厥，则为喑俳，此肾虚也。肾脉虚弱，其气厥不至"，拟方地黄饮子治疗喑俳，至今广泛应用于临床。

第一百一十一讲　张从正对中风的论述

张从正继承河间派对中风的认识，但有不同见解，其重视"邪气"致病，提出中风病因为"由外至内，由内而生"。根据中风表现与风邪相近，并引"诸风掉眩，皆属于肝"（《黄帝内经》），在《儒门事亲》中提出肝风内动论："夫风者，厥阴风木之主也。诸风掉眩，风痰风厥，涎潮不利，半身不遂，失音不语，口喎抽溺，僵仆目眩……肝木为病。"其最大特点是以涌吐法治疗中风，如"煎三圣散，鼻内灌之，突出涎沫，口自开也"。后世医家也多沿用此法治疗中风。他还提出中风的发病有季节性："此病发作，多发于每年十二月，大寒中气之后，及三月四月之交，九月十月之交。"这为防治中风提供了重要指导意义。

第一百一十二讲　李杲对中风的论述

李杲以"脾胃内伤，百病由生"为论据，重视后天脾胃，创立"脾胃学说"，深刻阐述了元气与脾胃的关系；其对中风认识亦是如此，以气虚中风立论，明确指出中风为内伤病，在《医学发明·中风有三》中指出："中风者，非外来之风邪，乃本气自病也。凡人年逾四旬，多有此疾。"认为正气虚是中风发病的根本，而非外邪所致，同时认识到中风的发生与年龄有关，中老年人发病率较高。并以"和脏腑，通经络"为治则，后世医家多从之。此外，李杲还认为中风的发生与痰闭阻气血有关，如《东垣十书》："中风为百病之长，乃气血闭而不行，此最重痰。"

第一百一十三讲 朱丹溪对中风的论述

朱丹溪进一步完善了中风由"内风"产生的病机，以"血虚痰湿"立论，即湿生痰，痰生热，热生风。《丹溪心法》提出"中风大率主血虚有痰"，认为中风之证，治宜先化痰，次第养血行血。在《丹溪心法·痰》中又指出"治风之法，初得之，即当顺气，及日久，即当活血"，认为发病之初，宜遵顺气之法，气顺痰顺，气顺血行。

第一百一十四讲 《景岳全书》对中风、喉痹、噎膈的认识

宋金以来，虽对中风认识有较大突破，但治疗仍以疏散风邪为主，张景岳在前人基础上倡导"中风非风论"，如《景岳全书》："非风一证，实时人所谓中风证也。此证多见卒倒，卒倒多由昏愦。本皆内伤积损颓败而然，原非外感风寒所致。而古今相传，咸以中风名之，其误甚矣。故余欲易去中风二字，而拟名类风，又欲拟名属风。然类风、属风，仍与风字相近，恐后人不解，仍尔模糊，故单用河间、东垣之意，竟以非风名之。庶乎使人易晓，而知其本非风证矣。"进一步提出中风需论有邪无邪，需辨在肝、气虚、伏痰、寒热抑或血气主之，需察在经在脏，并据此论述了各类治法及不治之证候。

张景岳对喉痹亦有较为详细的论述："喉痹一证，在古方书虽有十八证之辨，而古人悉指为相火。然此证虽多由火，而复有非火证者，不可不详察也。盖火有真假，凡实火可清者，即真火证也；虚火不宜清者，即水亏证也；且复有阴盛格阳者，即真寒证也。""喉痹所属诸经，凡少阳、阳明、厥阴、少阴皆有此证，具列如前，但其中虚实各有不同……凡此诸经不同，而虚实大异。"张氏对本病提出不同观点，从各经虚实论

述喉痹，并认为火证、阴虚、格阳、阳虚、喉癣、瘟毒均可致喉痹，且从这些方面详述各自症状、治则及治法。

张氏对噎膈的认识亦不同于前人，认为噎膈在上责之于脾之运化，在下责之于肾之化生，而非脾胃虚弱不能纳食之说，并对于噎嗝进行进一步论述。①定义：噎膈者，膈塞不通，食不能化，故曰噎膈。②病因：食不得下者，以气结不能行也，或开或助，治有两难，此其轻重之有不同也。③病位：胸臆上焦。④治法：调养心脾以舒结气，证候有所不同，诊治亦当分类。

第一百一十五讲 《临证指南医案》对中风的认识

叶天士明确中风以"内风"立论，病机为肝肾阴亏，肝阳亢盛，而致虚风内生，《临证指南医案》华岫云按："今叶氏发明内风，乃身中阳气之变动，肝为风脏，因精血衰耗，水不涵木，木少滋荣，故肝阳偏亢，内风时起。"治疗中风时应当先辨气虚血虚、痰厥肾厥、阴伤阳浮、火亢邪盛化风之不同，进而选用滋液息风、濡养营络、补阴潜阳之法，从而使气充血盈，脉络通利，则病自可愈。

第一百一十六讲 《医林改错》对中风的认识

王清任对中风的认识较前人更加深入，认为元气亏虚为发病之本源，立"元气归并说"："若元气一亏，经络自然空虚，有空虚之隙，难免其气向一边归并，如右身二成半，归并于左，则右半身无气；左半身二成半，归并于右，则左半身无气。无气则不能动，不能动名曰半身不遂。"并倡导中风"瘀血"论。如《医林改错》云："元气已虚，必不达于血管……血管无气，必停留为瘀。"在临床治疗中以补阳还五汤为代表，重用黄芪，以峻补元气，活用地龙以通血脉；为后世治疗中风提供了新思路，至今在临床中广泛应用。在此以前，诸多医家对中风先兆的观察已有了一定的经验，然其中以王清任所论最详，《医林改错》云："有云尔一阵头晕者，有头无故一阵发沉者，有耳内无故一阵风响者，有耳内无故一阵蝉鸣者，有下眼皮长跳动者……因不痛不痒，无寒无热，无碍饮食起居，人最易于疏忽。"

第一百一十七讲　现代中医学对中风后吞咽困难的认识

吞咽困难为中风后遗症期常见症状，现代中医学认为主要病机为风火痰瘀内扰，气血不畅，致使筋脉失养而发病，多以"内风"立论；依据"中药攻于内，针灸攻于外"的原则，现代中医治疗中风后吞咽困难大多结合中药和针灸疗法。药物治疗采用标本兼顾，治标以搜风祛痰，行瘀通络，治本则以益气养血，滋补肝肾为主；针灸治疗则主以直通经脉，调和气血运行，以达到治愈疾病的目的。

第一百一十八讲　现代中医学对噎膈引起吞咽困难的认识

中医学中噎膈按其临床表现，多见于西医学中食管、贲门疾病，如食管癌、贲门癌、贲门痉挛、食管憩室及食管炎等；本病总属痰、气、瘀相互交结，阻于食管、胃脘，认为由胃所主。发病早期，治以化痰、行气、消瘀、降火为主，后期渐致本虚，以补虚为主，宜滋阴润燥或补气温阳。

▪▪▪ 第二节　吞咽困难的中医病因病机 ▪▪▪

第一百一十九讲　中医对吞咽困难的定义

人体吞咽动作主要由舌、咽、喉及食管共同协调完成，吞咽困难常作为疾病伴随症状出现，中医对吞咽困难未明确提出定义，但是在古籍中多见"膈咽不通""食饮不下""舌强不能言语""汤药不得入"等症状描述，认为多归属于"中风""喑痱""喉痹""噎膈"等疾病范畴，详见以下各讲论述。

第一百二十讲　《黄帝内经》对"舌"的认识

《黄帝内经》中"舌"共出现 67 次，一则提出舌重十两，长七寸，广二寸半；二则提出心、肝、脾、肾等脏及膀胱、三焦、胃等腑均通过经脉、经别或经筋与舌直接联系。至于肺、小肠、大肠、胆等，虽与舌无直接联系，但手足太阴相配，手足太阳相配，手足少阳相配，手足阳明相配，故肺、小肠、胆、大肠之经气，亦可间接通于舌。还提出脏腑经脉异常可引起舌功能的异常。如心开窍于舌，其病多见舌强、舌难言、舌卷等。

第一百二十一讲 《黄帝内经》对"咽""喉"的认识

《黄帝内经》非同一时期同一人所著，故常出现一词多义等现象，其中"咽"共出现33次，多数表示水谷入胃之通道，即食管，亦指咽部，如《灵枢·营卫生会》："上焦出于胃上口，并咽以上，贯膈而布胸中。"杨上善注："咽胃之际，名胃上口。胃之上口出气，即循咽上布于胸中。"此处咽指食管。《素问·咳论》："心咳之状，咳则心痛，喉中介介如梗状，甚则咽肿喉痹。"循行于此的经络包括足太阴脾经、手少阴心经和手太阳小肠经。

《黄帝内经》中，"喉"共出现52次，其含义主要指喉头，如《灵枢·太阳阳明篇》："喉主天气，咽主地气。"指出与鼻之呼吸关系密切，属肺系。《灵枢·杂病》："厥气走喉而不能言，手足清，大便不利，取足少阴。"张志聪注："足少阴肾脉，循喉咙，挟舌本，厥气上逆于喉，故不能言。"指出喉与经脉之循行亦密切相关。

第一百二十二讲 《黄帝内经》对"食管"的认识

《黄帝内经》中无"食管"之名，常用"咽"表示食管，与胃相通，从属于胃系。如《灵枢·肠胃》言："咽门重十两，广一寸半，至胃长一尺六寸。"杨上善注："咽会厌后下食孔也。下至胃，长一尺六寸。"指出"咽"到胃的长度即为食管之长，为一尺六寸。《灵枢·邪气脏腑病形》："胃病者，腹䐜胀，胃脘当心痛，上肢两胁，膈咽不通，食饮不下，取之三里也。"此论述中"食饮不下"，当为食管受阻，属胃，正合《灵枢·忧恚无言》："咽喉者，水谷之道也。"咽喉中通，传输食物，受邪可导致塞而不通。《黄帝内经》不仅对咽即食管的长度进行了描述，亦对其功能进行了论述，对后世医家正确认识食管具有深刻影响。

第一百二十三讲　中风为什么会引起吞咽困难

吞咽功能的正常维持需要气血阴阳调和，经络通畅，而中风病机总属脏腑气血阴阳失调。《灵枢·邪气藏府病形》指出："十二经脉，三百六十五络，其血气皆上于面，而走空窍，其精阳气上走于目，而为精；其别气走于耳，而为听；其宗气上出于鼻，而为臭；其浊气出于胃走唇舌，而为味。"此空窍实指颅内之脑，《医易一理》中云："人身能知觉运动，及能记忆古今，应对万物者，无非脑之权也。"机体阴阳逆乱，致使气机闭塞不通，导致清窍失宣，从而导致与吞咽有关的器官功能失调，咽喉开闭失司而引起吞咽困难。

第一百二十四讲　只有中风才会引起吞咽困难吗

吞咽困难是中风后常见并发症，特征主要为不能将食物或液体从口腔送至胃内，或易发生呛咳。中风引发的吞咽困难占各种病因所致吞咽困难的首位，且预后较差。其他疾病如口腔疾病、食管疾病、神经肌肉疾病、脑外伤等也可以引起吞咽困难。

第一百二十五讲　中风后吞咽困难的发病率有多高

有关文献记载，中风患者发生吞咽困难的概率为 51%～73%。由于随着年龄增长，咽喉部结构发生退行性变化，因此中风后吞咽困难好发于老年人，且男性多于女性，随着我国老龄化不断加剧，本病发病率呈逐年增高趋势。

第一百二十六讲　中风后吞咽困难的临床特点

（1）继发于中风，但并非所有患者均会出现。
（2）症状主要表现为进食困难或食物易呛入气管。
（3）常引起支气管病变、肺炎、食管病变、营养不良等并发症。
（4）影响患者的功能状态与生活质量，增加病死率及致残率。
（5）应及早评估与及时处理，且须加强日常护理。

第一百二十七讲　中风后吞咽困难的并发症有哪些

发生吞咽困难后易出现支气管痉挛、吸入性肺炎、气道阻塞、水及电解质紊乱、营养不良、脱水等并发症，因此，及时有效地治疗吞咽困难，对减少中风后吞咽困难引起的并发症、提高患者生存质量有重要意义。

第一百二十八讲　中医病因"外感六淫"是什么？如何引起吞咽困难

所谓六淫，是风、寒、暑、湿、燥、火六种外感病邪的统称。六淫为外感病因之一，如果气候变化异常，或人体抵抗力下降，正常的六气变为六淫，可侵害人体引发疾病。尤其在人体气血不足，脉络空虚时，如遇气候突然发生剧烈变化，可因风邪乘虚入中，气血不通，筋脉痹阻而发病；或痰湿素盛，形盛气衰，外风引动内风，痰湿痹阻经络，从而导致咽喉开闭失司而发病。除风邪外，燥火亦为常见致病因素，其可引起热病致使舌、咽、喉功能失司。

第一百二十九讲　何为"内风"？为什么可引起中风后吞咽困难

内风，乃身中阳气之变动。风气内动有虚实之分，主要有热极生风、肝阳化风、阴虚风动和血虚生风等。正气不足，邪气入侵，外风引动痰湿；或肝肾阴虚，阴虚阳亢，阳化风动，蒙蔽清窍，窍闭神匿发为中风。清窍失宣，咽喉开闭失司则致吞咽困难。

第一百三十讲　中医病因"七情"指什么？为什么可引起吞咽困难

七情指喜、怒、忧、思、悲、恐、惊七种情志活动，正常情况下不是致病因素，但过于突然、强烈或持久不解的情志刺激，超过了人体自身调节能力，可使机体气机紊乱，脏腑阴阳失调，从而引发疾病。如七情中，忧思过极可使气结，导致气机郁滞，津凝痰聚，痰气搏结于喉，如梅核气；五志过极，心火暴甚，可引动"内风"而发中风。气血冲逆，导致神机失用，咽喉升降失职，从而出现吞咽困难。

第一百三十一讲　哪些人群易发生吞咽困难

吞咽困难易发人群主要为婴幼儿及老年人，生理性原因责之其吞咽功能不完善或退化，以及体质娇嫩或体质素虚，易受外邪侵袭；病理性原因则可责之为神经系统及消化系统病变、异物阻塞等。就病理性原因具体而言，儿童型吞咽困难可因中医"外感热病"，如小儿高热、呼吸道感染等；老年型吞咽困难多因中风，如脑出血、脑梗死等。除此之外，平素情志不遂，饮食不节，痰湿较重者亦可发此病。

第一百三十二讲　中医"五劳"包括哪些

中医"五劳"有三：一曰五脏劳损，二曰情志劳伤，三曰五种久劳。

一见于《诸病源候论》。《诸病源候论·虚劳诸病上》："五劳者：一曰志劳，二曰思劳，三曰心劳，四曰忧劳，五曰瘦劳。"

二见于《诸病源候论》。《诸病源候论·虚劳诸病上》指出五脏皆可劳，症状各异。

三见于《黄帝内经》。《素问·宣明五气》："五劳所伤，久视伤血，久卧伤气，久坐伤肉，久立伤骨，久行伤筋。"此段主要阐述"病起于过用"，因气、血、肉、骨、筋分别由五脏所主，过用则五脏伤，从而导致机体阴阳失调，气血逆乱，或由感受"外邪"，或由"内伤"而致病。

第一百三十三讲　"外伤"是否会引起吞咽困难

吞咽困难虽多在内伤积损基础上发病，但外伤亦可引起，如颅脑、咽喉及颈部挫伤，有些手术因素、精神因素也可引起吞咽困难。颅脑损伤后，瘀血阻滞于脑，使元神之府功能失职，导致吞咽困难；咽喉及颈部挫伤可直接引起咽喉部气血瘀阻、脉络失和，而致吞咽困难。手术耗伤人体精津气血，气血亏虚，气虚停滞不行，以致运血无力而血瘀等。外伤之后情志不遂，肝郁气结，气血运行不畅，无以濡养咽喉部，或病理性因素胶结，结于咽喉部等均可引起吞咽困难。

第一百三十四讲 "饮食不节"在吞咽困难病因中的地位

饮食不节主要包括嗜食肥甘厚味、辛香炙煿之物或饮酒过度等。中医认为脾胃为后天之本，为气血化生之源，饮食失当，易损伤脾胃，致使脾失健运，聚湿生痰，痰湿生热。一则此热可上致咽喉，而生喉痹、舌疮等；热极生风，风火痰热内盛，窜犯络脉，阻塞气机，上阻清窍可引起中风、昏仆等。二则脾胃居中，主土也，万物所归，为全身气机之枢纽，主升清降浊，中土虚衰，脾陷胃逆，升降枢纽俱废，化生痰涎，胸膈滞塞，故吞咽困难。因此饮食不节在引起吞咽困难的病因中不可忽视。

第一百三十五讲 何为中医之"痰饮"

痰饮病名首见于《金匮要略》，其产生主要为中阳素虚，复外感寒湿或饮食、劳欲所伤，以致三焦气化失宣，肺脾肾对津液的通调传输蒸化失职，血脉壅塞，津液积聚不能消散。津液是人体水液的总称，津者，清而稀薄；液者，浊而稠厚。津液在人体主要依靠肺之通调，脾之传输，肾之蒸化，以达到水精四布，五经并行。津液代谢任一环节出现异常会导致痰饮的生成。痰饮中较为稠浊者为痰，常随气之升降流行，内可在脏腑，外可寄于筋骨皮肉，可致百病，故有"百病多由痰作祟"之说；较为清稀者为饮，多积于肠胃、四肢、胸肺、胁下等处而致病。痰饮既是病理产物，又是致病因素。

第一百三十六讲 "痰邪"在吞咽困难发病中的作用

脏腑阴阳失调，气血逆乱，风痰瘀火阻滞，日积渐加，导致阴陷于下而阳乏于上，阴亏于前而阳损于后，以致精气不交，阴阳亏损，从而虚火夹痰，气血冲逆，痰瘀胶结脑络，蒙蔽清窍，导致神机失用，闭阻咽关舌根，咽喉失于濡养，出现吞咽困难。

第一百三十七讲 脏腑病变为什么会引起吞咽困难

中医学认为五脏六腑通过各经络与脑相联系，五脏之精华皆上注于脑，维持大脑的正常运转。大脑功能正常发挥，必须依靠五脏的功能来协调，为其提供物质基础。一旦脏腑产生病变，必然会引起大脑的病变，进而导致中风后吞咽困难。

第一百三十八讲 中医学如何认识"心"？"心"病如何导致吞咽困难

中医学认为心为君主之官，神明出焉；为五脏六腑之大主，主司一身之血脉，其华在面，其开窍于舌，在志为喜，在液为汗。一曰心主血脉，中焦受气取汁，奉心化赤，心气的推动、心阳的温煦可以促进血液的生成并且运行濡养周身。心的功能受损既可以导致血液化生障碍，亦可以导致血液循行障碍，从而影响脏腑的濡养而发本病；二曰心主神明，以清明为要，心失所养，可导致神经性吞咽困难；三曰手少阴心经有"从心系上挟咽"之循行，故"心"病可引起舌、喉等病而导致吞咽困难，如热病出现汗出过多之症，可见舌不能用。

第一百三十九讲 中医学如何认识"肝"？"肝"病如何导致吞咽困难

中医学认为肝为将军之官，谋虑出焉；其主疏泄，主藏血，在体合筋，其华在爪，在窍为目，在志为怒，在液为泪。一曰肝为刚脏，主疏泄，畅达全身气机，喜条达而恶抑郁，若情志不舒，郁怒伤肝，可致气机不畅，若结于咽喉，随气而上下，则引起吞咽困难；二曰"诸风掉眩，皆属于肝"，肝阴不足，可使虚风内动，阳亢于上，使人猝然昏仆，而发中风，可见中风后吞咽困难；三曰肝者中之将也。取决于胆，咽为之使。足少阳之正，上夹咽，出颐颔，故肝之病变亦可影响吞咽功能。

第一百四十讲 中医学如何认识"肾"？"肾"病如何导致吞咽困难

中医学认为肾为作强之官，技巧出焉；在体合骨，其藏精，生髓，为封藏之本，其华在发，在窍为耳，在志为恐，在液为唾。一曰肾主骨而生髓，髓以充脑，肾精不足，可导致脑窍空虚，神机失用发为本病；

二曰肾为水脏，精津的输布与浊液的代谢均依赖肾脏的气化作用，故肾脏受损可发为本病；三曰足少阴肾经循喉咙夹舌本，故肾经经脉异常可直接影响吞咽功能。另外，"喑痱"是指舌暗不能言，足废不能用，中医学认为此证为肾元虚衰，阴阳两亏，虚阳上浮，痰浊随之上泛，堵塞窍道，筋脉失养而致，属本虚标实之证，其可导致吞咽困难。

第一百四十一讲　中医学如何认识"肺"？"肺"病如何导致吞咽困难

中医学认为肺为相傅之官，治节出焉；其主气司呼吸，在体合皮，其华在毛，在窍为鼻，在志为悲，在液为涕。喉为肺系之最上端，为呼吸之门户且为发音之器。一曰肺主气而调畅全身气机，若外邪伤肺，导致肺气失降，郁滞不畅，可致喉痹；二曰肺为水之上源，水湿津液的运化均依靠肺之通调之能，肺气不宣，水湿停聚为痰，痰阻于脏腑经络，咽喉无以充养亦可见喉痹，从而出现吞咽困难；三曰手太阴肺经正出缺盆，循喉咙，故肺经损伤可直接导致吞咽功能障碍。

第一百四十二讲　中医学如何认识"脾胃"？"脾胃"病如何导致吞咽困难

中医学认为脾胃为仓廪之官，五味出焉；脾在体合肌肉，其主四肢，在窍为口，其华在唇，在志为思，在液为涎。一曰脾胃居中焦而为运化之枢纽，脾失健运，水湿积聚而生痰饮，痰饮阻于脏腑经络而发病；二曰脾胃主升清降浊，脾胃失司，可致清阳不升，脑失所养，浊阴不降，清窍蒙蔽而发本病；三曰其经络皆循行咽喉，足太阴经与舌关系密切。如噎膈主要症状见吞咽不畅、饮食难下，其主要病理因素为痰，病机为痰阻于食管、胃脘。

第一百四十三讲　中医学如何认识"脑"？"脑"与吞咽困难之间有何关系

中医学认为各经络直接或间接与脑相连，经络入脑的主要部位为目系、巅顶、项之风府穴，其中直接与脑相通的为足阳明经、足太阳经、督脉，脑通过经络与五脏六腑相通。《灵枢·邪气藏府病形》："十二经脉，三百六十五络，其血气皆上于面，而走空窍；其精阳气上走于目，而为精；其别气走于耳，而为听；其宗气上出于鼻，而为臭；其浊气出于胃走唇舌，而为味。"故脑功能主要表现在耳、目、鼻、舌等感觉方面，若邪气犯于脑，可影响舌咽部功能，引起吞咽困难。

第一百四十四讲　中医学文献中吞咽困难症状的相关记载

在中医学古籍中，吞咽困难症状表现多记为"膈咽不通""食饮不下""舌强不能言语""汤药不得入""脘管狭窄"等，如《医说·膈噎诸气·五噎》记载："噎者，有噎塞不通，心胸不利，饮食不下也，各随其证而治之。"

第一百四十五讲　中医认为"舌病"引起吞咽困难的病机是什么

舌在咀嚼、吞咽食物过程中占有重要地位，且为吞咽困难常见发病部位，最常见于中风。中医学认为，舌为心之苗，心属火，火性炎上，需肺金之肃降，金敛而入肾水藏之，使火不得炎，若肺金失敛，则火遂炎上，而病见于舌，常见热病引起的舌部疼痛热肿。除此之外，阴阳失调，气血逆乱，导致中风之舌强亦可引起吞咽困难。

第一百四十六讲　中医认为"喉病"引起吞咽困难的病机是什么

《灵枢·忧恚无言》："喉咙者，气之所以上下者也。"喉既为呼吸通道，又为发音器官，位于颈前部正中，与咽部联系紧密，虽并非食物的直接通道，但与吞咽动作的完成有密切关系。《黄帝内经》："一阴一阳结，谓之喉痹。"盖少阴少阳之脉，皆循喉咙，少阴主君火，少阳主相火，相济为灾也。《病源》："喉痹者，喉里肿物痹痛，水浆不得入也。"喉痹常因外邪侵袭，壅遏肺系，邪滞于喉，而出现咽喉部红肿疼痛，或干燥、异物感，吞咽不利等主要临床表现；又因脏腑虚损，气血亏虚无以充养，或气血冲逆，痰瘀交结，以至清窍被蒙，闭阻咽关舌根，导致咽喉升降失职，从而出现吞咽困难。

第一百四十七讲　中医认为"咽病"引起吞咽困难的病机是什么

咽是吞咽困难发生的主要器官，是消化和呼吸的共同通道。《备急千金要方》曰："风癔者，奄息不知人，咽中塞，窒窒然，病在脏腑。"认识到中风吞咽困难与风邪的关系密切。足太阴脾经"入腹，属脾，络胃，上膈，挟咽，连舌本，散舌下"；手少阴心经"从心系，上挟咽"；手太阳小肠经"入缺盆，络心，循咽"。故咽病与脾、心、小肠的关系密切。脏腑功能失调，经脉通道痹阻都可能引发吞咽困难，外感病亦可引起咽病。

第一百四十八讲　小儿是否会出现吞咽困难？发病原因有哪些

小儿是吞咽困难好发的两类人群之一，由于小儿体质特殊，吞咽器官发育未成熟，在进食过程中食物性质、喂食姿势、喂食技巧等不当都可能导致吞咽困难，为生理现象；病理因素亦可引起小儿吞咽困难，常见病因为风、暑、燥、火等外邪，侵犯于肺，肺气上逆而致痰瘀交结，阻窍滞络，致使机窍失灵，气机枢机不利，闭塞不通，咽喉失用，舌脉失养而发病。病机关键在于痰瘀之邪，阻窍滞络。

第一百四十九讲　吞咽困难的病理因素有哪些

中医学认为吞咽困难属于"中风""喑痱""喉痹""噎膈"范畴，病位多在心、肝、肾，主要病机是风、火、痰、瘀、气虚致脏腑功能紊乱，气血冲逆，痰瘀胶结脑络，蒙蔽清窍，闭阻咽关舌根，导致神机失用，咽喉升降失职，出现吞咽困难。

▪▪▪ 第三节　吞咽困难的中医分类诊断及鉴别 ▪▪▪

第一百五十讲　什么是中风？中风引起吞咽困难的病因是什么？表现有哪些

中风，中医病名，有外风和内风之分，外风为感受外邪（风邪）所致，《伤寒论》名曰中风（亦称桂枝汤证）；内风属内伤病证，又称脑卒中、卒中等。现代一般称中风，多指内伤病证的类中风，多为气血逆乱、脑脉痹阻或血溢于脑所致是以突然昏仆、半身不遂、肢体麻木、舌蹇不语、口舌歪斜、偏身麻木等为主要表现的脑部疾病。具有起病急、变化快，如风邪善行数变之特点。病因：中风气血冲逆，痰瘀胶结脑络，蒙蔽清窍，咽喉神机失用，咽部阴阳升降失职。具体表现：舌蹇不语，口舌歪斜，吞咽困难伴呛咳，不自主流涎等。

第一百五十一讲　什么是喑痱？喑痱引起吞咽困难的病因是什么？表现有哪些

中医认为舌喑不能言谓之"喑"；足废不能用谓之"痱"。病因：下元亏虚，虚阳上浮，痰浊上泛，堵塞窍道。具体表现：舌蹇失语，声音嘶哑，吞咽困难，呼吸困难，涎唾淋漓，肌肉萎缩，进食、吞咽困难，饮水反呛，起行走困难，被迫卧床等。

第一百五十二讲　什么是舌謇？舌謇引起吞咽困难的病因是什么？表现有哪些

舌謇，症状名，又名舌涩。謇，口吃，言语不清。舌謇即舌体转动迟钝，言语不清。病因：一为热盛伤津，痰瘀阻窍，二为脏腑气血阴阳亏虚，痰瘀胶结、肝风内动，或筋脉无以濡养。具体表现：口吃，言语不清，舌体卷缩甚或舌体强硬，转动迟钝等。

第一百五十三讲　什么是喉痹？喉痹引起吞咽困难的病因是什么？表现有哪些

一阴一阳结，谓之喉痹，为中医耳鼻喉科疾病咽喉病名词。病因：少阴少阳寒化热化，外邪犯咽，邪滞于咽日久，脏腑虚损，咽喉失养，虚火上灼，咽部气血不畅。具体表现：咽部红肿疼痛，或干燥、异物感，或咽痒不适，吞咽不利等。

第一百五十四讲　什么是噎膈？噎嗝引起吞咽困难的病因是什么？表现有哪些

噎膈是食管干涩，食管、贲门狭窄所致的以咽下食物梗塞不顺，甚则食物不能下咽到胃，食入即吐为主要临床表现的一类病证。噎即梗塞，指吞咽食物时梗塞不顺；膈即格拒，指食管阻塞，食物不能下咽到胃，食入即吐。唐宋之后将噎膈并称，噎属噎膈之轻证，可以单独为病，亦可为膈的前驱表现。《四圣心源·噎膈根源》曰："阳衰土湿，上下之窍俱闭也。"现代则多认为其病因为七情内伤，饮食所伤，年老肾虚，脾胃肝肾功能失调，致使气、痰、瘀交阻，热毒互结，食管狭窄而成。

第一百五十五讲　中医四诊诊断吞咽困难的意义

中医四诊包括望诊、闻诊、问诊、切诊。不同的疾病，都有其各自的发病规律和症状特征，所谓"有诸内者，必形诸外"。医者观察患者的神志变化，外部色泽，形体、动态的改变，舌象的变化，排泄物的异常等，谓之望诊；听患者的言语改变、气息的强弱、咳喘的特点，嗅患者的口气鼻气、分泌物、排泄物的异常气味等，谓之闻诊；询问发病的原因、症状特征、发病诊治经过等，谓之问诊；切患者的脉，触按患者头、颈、胸、腹、四肢，了解各种体征，谓之切诊。将四诊所获得的临床资料，进行综合分析、归纳，找出发病的原因，用八纲、脏腑等辨证方法，从而得出正确诊断。正确的诊断来源于细致的诊察和准确的辨证。因此，诊病是否细致、全面，直接影响辨证与治疗。吞咽困难是患者的一种自觉症状，遂问诊尤为重要，同时仍要结合望诊、切诊综合分析判断，如喉痹之脉，两寸洪溢；上盛下虚，脉忌微伏。

第一百五十六讲　中风引起吞咽困难的证候分型及治法有哪些

中风引起吞咽困难证治分型主要参考中风病，中风病证治分型如下。
（1）中经络　风痰入络证——祛风化痰通络；风阳上扰证——平肝息风，活血通络；阴虚风动证——滋阴潜阳，息风通络。
（2）中脏腑　闭证痰热腑实证——通腑泄热，息风化痰；痰火瘀闭证——息风清火，豁痰开窍；痰浊瘀闭证——化痰息风，宣郁开窍。脱证：阴竭阳亡证——回阳救阴，益气固脱。

（3）恢复期　风痰瘀阻证——搜风化痰，行瘀通络；气虚络瘀证——益气养血，化瘀通络；肝肾亏虚证——滋养肝肾。临床上往往并非单一证型，故实际临床应用需做到辨证加减，灵活组方。

第一百五十七讲　中风后吞咽困难的疗效评定标准有哪些

洼田饮水试验是目前公认的临床评价吞咽功能较方便的标准之一，由日本学者洼田俊夫提出，其分级明确清楚，操作简单，利于选择有治疗适应证的患者。局限性在于该检查主要依据患者主观感觉，与临床和实验室检查结果常不一致，并要求患者意识清楚，能够按照指令完成试验。

第一百五十八讲　中风后吞咽困难总的中医治疗原则是什么

中风病急性期标实症状突出，急则治其标，治疗当以祛邪为主，常用平肝息风、清化痰热、化痰通腑、活血通络、醒神开窍等治疗方法。闭、脱二证当分别治以祛邪开窍醒神和扶正固脱、救阴回阳，内闭外脱则醒神开窍与扶正固本兼用。在恢复期及后遗症期，多为虚实夹杂，邪实未清而正虚已现，治宜扶正祛邪，常用育阴息风、益气活血等法。

第一百五十九讲　中医治疗中风后吞咽困难主要有哪些方法？作用是什么

中医治疗中风后吞咽困难的方法主要为中药治疗、针灸治疗、针药联合三大类。中药治疗多以祛瘀化痰为治法，针灸疗法作用大致相同，即重塑阴阳，通络开窍。

第一百六十讲　"中风""舌謇""喉痹""喑痱""噎膈"等吞咽困难怎样鉴别

（1）中风　是以突然昏仆、半身不遂、肢体麻木、舌蹇不语、口舌歪斜等为主要表现的脑部疾病。具有起病急、变化快，如风邪善行数变之特点，吞咽困难多伴随肢体偏废。

（2）舌謇　是以口吃、言语不清、舌体转动迟钝为主要症状，不伴肢体的偏废。

（3）喉痹　以咽部红肿疼痛，或干燥、异物感，或咽痒不适，吞咽不利等为主要临床表现的疾病。咽喉感觉异常明显，全身症状不明显。

（4）喑痱　舌蹇失语，声音嘶哑，吞咽困难，呼吸困难，涎唾淋漓，肌肉萎缩，进食、吞咽困难，饮水反呛，起行走困难。

（5）噎膈　吞咽食物时梗塞不顺，食管阻塞，食物不能下咽到胃，食入即吐。无肢体偏废。

此五种疾病都会引起吞咽困难，但伴随症状却不甚相同，根据其他伴随症状不难辨别。

▪▪▪ 第四节　吞咽困难的中医方药治疗 ▪▪▪

第一百六十一讲　中药治疗中风后吞咽困难的特点是什么

在中风病的治疗方面，历代所使用的药物有很多种，根据传统医学理论，运用中医辨证论治原理，倡导"三因制宜"的基本原则，因人而异，灵活采用中医中药进行内服治疗，具有贴合病情且无毒性及副作用之优势。依据中医"内病外治"学说，采用中药外敷外洗局部用药，配合治疗中风及其后遗症，具有直达病所、无毒性不良反应的优势。中医讲究"多位一体"治疗，将中医药内治、外治、针灸、按摩、功能锻炼等有机结合起来，可达到缩短疗程、提高疗效的目的。

第一百六十二讲　如何利用中药治疗中风后吞咽困难

据统计，在中风病的治疗方面，历代所使用的药物在300味以上，常用中药也有100味左右，总结其功效作用可知，其中大部分为扶正祛邪、补益气血、化瘀通络、祛痰开窍等。所以治疗中风后吞咽困难亦应遵循上述辨证用药原则，辨证施药。

第一百六十三讲　治疗吞咽困难的解表药有哪些

（1）麻黄　性味：味微辛；性温。归经：归膀胱、肺、脾经。功效：

解表；平喘；利水；止呕。主治：感冒；咳喘；呕吐；水肿；蛇咬伤。方见小续命汤中：治猝中风欲死，身体缓急口目不正，舌强不能语，奄奄忽忽，神情闷乱。诸风服之皆验，不虚方令人。出自《千金方》。

（2）防风 性味：味辛、微甘；性微温。归经：归肺、膀胱、肝、脾经。功效：发表；祛风；胜湿；止痛。主治：风寒感冒；感冒夹湿；头痛；昏眩；寒湿腹痛；泄泻；风湿痹痛；四肢拘挛；破伤风；目赤；疮疡；癥瘕；疥癣；风疹。方见独活煮散：治诸风痹方。出自《千金方》。

（3）葛根 性味：味甘、辛；性平。归经：归脾、胃、肺、膀胱经。功效：解肌退热；发表透疹；生津止渴；升阳止泻。主治：外感发热；头项强痛；麻疹初起；疹出不畅；温病口渴；消渴病；泄泻；痢疾；高血压；冠心病。方见治风毒咽水不下及瘰肿方。出自《千金方》。

（4）薄荷 性味：味辛、苦；性凉。功效：疏风清热；利咽止咳；凉肝止血。主治：感冒发热；头痛；咽喉肿痛；咳嗽气喘；吐血；衄血；风疹；皮肤瘙痒。方见梦仙备成丹：卒急中风，瘫痪，口眼㖞斜，语言不正，不省人事，一切风证。出自《医方类聚》。

（5）牛蒡子 性味：味辛、苦；性寒。归经：归肺、胃经。功效：疏散风热；宣肺透疹；利咽散结；解毒消肿。主治：风热咳嗽；咽喉肿痛；斑疹不透；风疹瘙痒；疮疡肿毒。方见祛火通关饮：治喉痹不通，饮食不下。出自《丹台玉案》。

（6）菊花 性味：味甘、苦；性微寒。归经：归肺、肝经。功效：疏风清热；平肝明目；解毒消肿。主治：外感风热或风温初起；发热头痛；眩晕；目赤肿痛；疔疮肿毒。方见桑菊饮中治太阴风温，但咳，身不甚热，微渴者。出自《温病条辨》。

（7）紫苏 性味：味辛；性温。归经：归肺、脾、胃经。功效：散寒解表；宣肺化痰；行气和中；安胎；解鱼蟹毒。主治：风寒表证；咳嗽痰多；恶心呕吐；腹痛吐泻；胎气不和；妊娠恶阻；食鱼蟹中毒。方见紫苏汤治咳逆短气。出自《圣济总录》。

（8）细辛 性味：味辛；性温；有小毒。归经：归肺、肾、心、肝、胆、脾经。功效：散寒祛风；止痛；温肺化饮；通窍。主治：风寒表证；头痛，牙痛；风湿痹痛；痰饮咳喘；鼻塞；鼻渊；口疮。方见醒神散：中风昏愦，不省人事，口噤不能言语。出自《活人方》。

第一百六十四讲　治疗吞咽困难的清热药有哪些

（1）玄参　性味：味甘、苦、咸；性微寒。归经：归肺、胃、肾经。功效：清热凉血；滋阴降火；解毒散结。主治：温热病热入营血；身热；烦渴；舌绛；发斑；骨蒸劳嗽；虚烦不寐；津伤便秘；目涩昏花；咽喉肿痛；瘰疬痰核；痈疽疮毒。方见镇肝熄风汤：内中风证。其脉弦长有力，或上盛下虚，头目眩晕，或头痛发热，或目胀耳鸣，或心中烦热，或时常噫气，或肢体渐觉不利，或口眼渐形㖞斜，或面色如醉，甚或颠仆，昏不知人，移时始醒，或醒后不能复原，精神短少，或肢体痿废，或成偏枯。出自《医学衷中参西录》。

（2）赤芍　性味：味苦；性微寒。归经：归肝、脾经。功效：清热凉血；活血祛瘀。主治：温毒发斑；吐血衄血；肠风下血；目赤肿痛；痈肿疮疡；闭经；痛经；崩带淋浊；瘀滞胁痛；癥瘕积聚；跌仆损伤。方见补阳还五汤：半身不遂，口眼歪斜，语言謇涩，口角流涎，大便干燥，小便频数，遗尿不禁。出自《医林改错》。

（3）石膏　性味：味辛、甘；性寒。归经：归肺、胃经。功效：解肌清热；除烦止渴。主治：热病壮热不退；心烦神昏；谵语发狂；口渴咽干；肺热喘急；中暑自汗；胃火头痛；胃火牙痛；热毒壅盛；发斑发疹；口舌生疮；痈疽疮疡；溃不收口；汤火烫伤。方见独活煮散：治诸风痹方。出自《千金方》。

（4）夏枯草　性味：味苦、辛；性寒。归经：归肝、胆经。功效：清肝明目；散结解毒。主治：目赤羞明；目珠疼痛；头痛眩晕；耳鸣；瘰疬；瘿瘤；乳痈；痄腮；痈疖肿毒；急、慢性肝炎；原发性高血压。方见理气降逆汤。治法：理气降逆，解毒辟秽。方剂组成：干蟾皮 12g，八月札 30g，急性子 30g，白花蛇舌草 30g，丹参 15g，瓦楞子 30g，夏枯草 15g，枸杞子 30g，紫草根 30g，苦参 30g，生马钱子 4.5g，生南星 9g，公丁香 9g，广木香 9g，蜣螂虫 9g，天龙丸 15 粒（每次 5 粒，分 3 次吞服）。出自上海龙华医院。

（5）苦参　性味：味苦；性寒。归经：归肝、肾、大肠、小肠、膀胱、心经。功效：清热燥湿；祛风杀虫。主治：湿热泻痢；肠风便血；黄疸；小便不利；水肿；带下；阴痒；疥癣；麻风；皮肤瘙痒；湿毒疮疡。方见理气降逆汤。治法：理气降逆，解毒辟秽。出自上海龙华医院。

（6）射干　性味：味苦；性寒。归经：归肺、肝经。功效：清热解毒；祛痰利咽；消瘀散结。主治：咽喉肿痛；肺壅咳喘；瘰疬结核；疟母癥瘕；痈肿疮毒。方见治风毒咽水不下及瘰肿方。出自《千金方》。

（7）黄芩　性味：味苦；性寒。归经：归肺、心、肝、胆、大肠经。功效：清热泻火；燥湿解毒；止血；安胎。主治：肺热咳嗽；热病高热神昏；肝火头痛；目赤肿痛；湿热黄疸；泻痢；热淋；吐、衄血；崩漏；胎热不安；痈肿疔疮。方见转舌膏：中风瘫痪，舌强不语。出自《医方简义》。

（8）知母　性味：味苦；性寒。归经：归肺、胃、肾经。功效：清热泻火；滋阴润燥；止渴除烦。主治：温热病；高热烦渴；咳嗽气喘；燥咳；便秘；骨蒸潮热；虚烦不眠；消渴淋浊。方见参赭培气汤：治膈食。出自《医学衷中参西录》。

（9）生地　性味：味甘、苦；性微寒。归经：归心、肝、肾经。功效：滋阴清热；凉血补血。主治：热病烦渴；内热消渴；骨蒸劳热；温病发斑；血热所致的吐血；崩漏；尿血；便血；血虚萎黄；眩晕心悸；血少经闭。方见通幽汤：脾胃初受热中，幽门不通，上冲，吸门不开，噎塞，气不得上下。出自《脾胃论》。

（10）山豆根　性味：味苦；性寒；有小毒。归经：归肺、胃、大肠经。功效：清热解毒；消肿止痛；利湿。主治：咽喉肿痛；肺热咳嗽；疳腮；泻痢；黄疸；风湿痹痛；痔疮肿痛；蛇虫咬伤。方见祛火通关饮：治喉痹不通，饮食不下。出自《丹台玉案》。

（11）牛黄　性味：味苦、甘；性凉。归经：归心、肝经。功效：清心凉肝；豁痰开窍；清热解毒。主治：热病神昏；中风窍闭；惊痫抽搐；小儿急惊；咽喉肿烂；口舌生疮；痈疽疔毒。方见九还金液丹：男妇痰盛气急，中风不语，口眼歪斜，左瘫右痪，牙关紧急；小儿急惊风，手足抽搐，不省人事，痰多气急。出自《景岳全书》。

第一百六十五讲　治疗吞咽困难的理气药有哪些

（1）香附　性味：味辛；性微寒。归经：归肝、肺、脾、胃、三焦经。功效：理气解郁；调经止痛；安胎。主治：胁肋乳房胀痛；疝气疼痛；月经不调；脘腹痞满疼痛；嗳气吞酸；呕恶；经行腹痛；崩漏带下；胎动不安。方见开膈利痰汤：气结痰壅膈噎，饮食不下。出自《济阳纲目》。

（2）枳壳　性味：味苦、酸；性微寒。归经：归肺、脾、肝、胃、大肠经。功效：理气宽胸；行滞消积。主治：胸膈痞满；胁肋胀痛；食积不化；脘腹胀满；下痢后重；脱肛；子宫脱垂。方见真方白丸子：诸风，可常服，永无风疾隔壅之患。中风痰涎壅盛，口喎不语，半身不遂及小儿惊风潮搐。出自《瑞竹堂方》。

（3）川楝子　性味：味苦；性寒；有小毒。归经：归肝、小肠、膀胱经。功效：疏肝泄热；行气止痛；杀虫。主治：脘腹胁肋疼痛；疝气疼痛；虫积腹痛；头癣。方见镇肝熄风汤：内中风证。其脉弦长有力，或上盛下虚，头目眩晕，或头痛发热，或目胀耳鸣，或心中烦热，或时常噫气，或肢体渐觉不利，或口眼渐形喎斜，或面色如醉，甚或颠仆，昏不知人，移时始醒，或醒后不能复原，精神短少，或肢体痿废，或成偏枯。出自《医学衷中参西录》。

（4）木香　性味：味辛、苦；性温。归经：归脾、胃、胆；肺经。功效：行气止痛；调中导滞。主治：胸胁胀满；脘腹胀痛；嗳吐泄泻；痢疾后重。方见真方白丸子。诸风，可常服，永无风疾隔壅之患。中风痰涎壅盛，口喎不语，半身不遂，及小儿惊风潮搐。出自《瑞竹堂方》。

（5）沉香　性味：味辛、苦；性温。归经：归肾、脾、胃、肺、胆、肝经。功效：行气止痛；温中降逆；纳气平喘。主治：脘腹冷痛；胃寒呕吐呃逆；腰膝虚冷；大肠虚秘；小便气淋。方见人参汤：膈气，噎塞不能下食，食即呕逆。出自《普济方》。

（6）橘皮　性味：味苦、辛；性温。归经：归肝、胆、脾、肺、心经。功效：疏肝破气；消积化滞。主治：肝郁气滞之胁肋胀痛；乳房胀痛；乳核；乳痈；疝气疼痛；食积气滞之胃脘胀痛；气滞血瘀所致的癥瘕积聚；久疟癖块。方见羚羊角汤：治气噎不通，不得食方。出自《千金方》。

（7）八月札　性味：味微苦；性平。归经：归肝、胃、膀胱经。功效：疏肝和胃；活血止痛；软坚散结；利小便。主治：肝胃气滞；脘腹、胁肋胀痛；饮食不消；下痢便泻；疝气疼痛；腰痛；经闭痛经；瘿瘤瘰疬；恶性肿瘤。方见理气降逆汤。治法：理气降逆，解毒辟秽。出自上海中医药大学附属龙华医院。

第一百六十六讲　治疗吞咽困难的活血化瘀药有哪些

（1）川芎　性味：味辛；性温。归经：归肝、胆、心包经。功效：活血祛瘀；行气开郁；祛风止痛。主治：月经不调；经闭痛经；产后瘀滞腹痛；癥瘕肿块；胸胁疼痛；头痛眩晕；风寒湿痹；跌打损伤；痈疽疮疡。方见小续命汤：治猝中风欲死，身体缓急口目不正，舌强不能语，奄奄忽忽，神情闷乱。诸风服之皆验，不虚方令人。出自《千金方》。

（2）郁金　性味：味辛、苦；性寒。归经：归心、肝、胆经。功效：活血止痛；行气解郁；清心凉血；疏肝利胆。主治：胸腹胁肋诸痛；妇女痛经；经闭；癥瘕结块；热病神昏；癫狂；惊痫；吐血；衄血；血淋；砂淋；黄疸。方见解毒雄黄丸：缠喉风及急喉痹，卒然倒仆，失音不语，或牙关紧急，不省人事。出自《太平惠民和剂局方》。

（3）五灵脂　性味：味苦、甘；性温。归经：归肝、脾经。功效：活血止痛；化瘀止血；消积解毒。主治：心腹血气诸痛；妇女闭经；产后瘀滞腹痛；崩漏下血；小儿疳积；蛇蝎蜈蚣咬伤。方见梦仙备成丹：卒急中风，瘫痪，口眼㖞斜，语言不正，不省人事，一切风证。出自《医方类聚》。

（4）乳香　性味：味辛、苦；性微温。归经：归心、肝、脾经。功效：活血行气；通经止痛；消肿生肌。主治：心腹疼痛；风湿痹痛；经闭痛经；跌打瘀痛；痈疽肿毒；肠痈；疮溃不敛。方见梦仙备成丹：卒急中风，瘫痪，口眼㖞斜，语言不正，不省人事，一切风证。出自《医方类聚》。

（5）没药　性味：味苦；性平。归经：归肝、脾、心、肾经。功效：活血止痛；消肿生肌。主治：胸腹瘀痛；痛经；经闭；癥瘕；跌打损伤；痈肿疮疡；肠痈；目赤肿痛。方见梦仙备成丹：卒急中风，瘫痪，口眼㖞斜，语言不正，不省人事，一切风证。出自《医方类聚》。

（6）三棱　性味：味辛、涩；性凉。归经：归肝、脾经。功效：破血行气；消积止痛。主治：癥瘕痞块；瘀滞经闭；痛经；食积胀痛；跌打伤痛。方见五噎散：五种噎，食饮不下，胸背痛，呕哕不彻，攻刺疼痛，泪与涎俱出。出自《三因极一病证方论》。

（7）桃仁　性味：味苦、甘；性平。归经：归心、肝、大肠、肺、脾经。功效：破血行瘀；润燥滑肠。主治：经闭；癥瘕；热病蓄血；风痹；疟疾；跌打损伤；瘀血肿痛；血燥便秘。方见补阳还五汤：半身不遂，口眼歪斜，语言謇涩，口角流涎，大便干燥，小便频数，遗尿不禁。出自《医林改错》。

（8）红花　性味：味辛；性温。归经：归心、胆经。功效：活血通经；祛瘀止痛。主治：经闭；痛经；产后瘀阻腹痛；胸痹心痛癥瘕积聚；跌打损伤；关节疼痛；中风偏瘫；斑疹。方见补阳还五汤：半身不遂，口眼歪斜，语言謇涩，口角流涎，大便干燥，小便频数，遗尿不禁。出自《医林改错》。

（9）丹参　性味：味苦；性微寒。归经：归心、心包、肝经。功效：活血祛瘀；调经止痛；养血安神；凉血消痈。主治：妇女月经不调；痛经；经闭；产后瘀滞腹痛；心腹疼痛；癥瘕积聚；热痹肿痛；跌打损伤；热入营血；烦躁不安；心烦失眠；痈疮肿毒。方见理气降逆汤。治法：理气降逆，解毒辟秽。出自上海中医药大学附属龙华医院。

第一百六十七讲　治疗吞咽困难的温里药有哪些

（1）附子　性味：味辛、甘；性热；有毒。归经：归心、肾、脾经。功效：回阳救逆；补火助阳；散寒除湿。主治：亡阳欲脱；肢冷脉微；阳痿宫冷；心腹冷痛；虚寒吐泻久痢；阴寒水肿；阳虚外感；风寒湿痹；阴疽疮疡。方见蜜附子：治隔阳咽闭，吞吐不通及脏寒闭塞等证。出自《三因极一病证方论》。

（2）吴茱萸　性味：味辛、苦；性热；有小毒。归经：归肝、胃、脾、大肠、肾经。功效：散寒止痛；疏肝下气；温中燥湿。主治：脘腹冷痛；厥阴头痛；疝痛；脚气肿痛；呕吐吞酸；寒湿泄泻。方见羚羊角汤：治气噎不通，不得食方。羚羊角、通草、橘皮（各二两），吴茱萸、浓朴、干姜（各三两），乌头（五枚）。出自《千金方》。

（3）胡椒　性味：味辛；性温。归经：归肺、胃经。功效：温中散寒；行气止痛；平喘。主治：脘腹冷痛；胸满痞闷；哮喘。《唐本草》：主心腹痛，中冷。破滞。内服：煎汤，3～15g。

（4）丁香　性味：味辛；性温。归经：归脾、胃、肾经。功效：温中降逆；温肾助阳。主治：呃逆；脘腹冷痛；食少泄泻；肾虚阳痿；腰膝酸冷；阴疽。方见紫雪散：喉痹痛及疮疹发毒攻咽喉，水食不下者。出自《外台秘要》。

第一百六十八讲 治疗吞咽困难的芳香化浊药有哪些

（1）厚朴 性味：味苦、辛；性温。归经：归脾、胃、大肠经。功效：行气消积；燥湿除满；降逆平喘。主治：食积气滞；腹胀便秘；湿阻中焦，脘痞吐泻；痰壅气逆；胸满喘咳。方见人参汤：膈气，噎塞不能下食，食即呕逆。出自《普济方》。

（2）豆蔻 性味：味辛；性温。归经：归肺、脾、胃经。功效：化湿行气；温中止呕；开胃消食。主治：湿阻气滞；脾胃不和；脘腹胀满；不思饮食；湿温初起；胸闷不饥；胃寒呕吐；食积不消。方见半夏竹茹汤。治法：补益阴血，降逆和胃。出自上海中医药大学附属曙光医院。

第一百六十九讲 治疗吞咽困难的祛痰药有哪些

（1）半夏 性味：味辛；性温；有毒。归经：归脾、胃、肺经。功效：燥湿化痰；降逆止呕；消痞散结。主治：咳喘痰多；呕吐反胃；胸脘痞满；头痛眩晕；夜卧不安；瘿瘤痰核；痈疽肿毒。方见治喉痹咽唾不得方。出自《千金方》。

（2）芥子 性味：味辛；性热；有小毒。归经：归肺、胃经。功效：温中散寒；豁痰利窍；通络消肿。主治：风寒呕吐；心腹冷痛；咳喘痰多；口噤；耳聋；喉痹；风湿痹痛；肢体麻木；妇人经闭；痈肿；瘰疬。方：芥子（三两）上捣。细罗为散。以水蜜调为膏。涂于外喉下之。干即易之。出自《太平圣惠方》。

（3）南星 性味：味苦、辛；性温；有毒。归经：归肺、肝、脾经。功效：祛风止痉；化痰散结。主治：中风痰壅；口眼歪邪；半身不遂；手足麻痹；风痰眩晕；癫痫；惊风；破伤风；咳嗽痰多；痈肿；瘰疬；跌打损伤；毒蛇咬伤。方见九还金液丹：男妇痰盛气急，中风不语，口眼歪斜，左瘫右痪，牙关紧急；小儿急惊风，手足抽搐，不省人事，痰多气急。出自《景岳全书》。

（4）皂荚 性味：味辛、咸；性温；有毒。归经：归肺、大肠经。功效：祛痰止咳；开窍通闭；杀虫散结。主治：痰咳喘满；中风口噤；痰涎壅盛；神昏不语；癫痫；喉痹；二便不通；痈肿疥癣。方见九还金液丹：男妇痰盛气急，中风不语，口眼歪斜，左瘫右痪，牙关紧急；小儿急惊风，手足抽搐，不省人事，痰多气急。出自《景岳全书》。

（5）白附子　性味：味辛、甘；性温；有毒。归经：归胃、肝经。功效：祛风痰；通经络；解毒止痛。主治：中风痰壅；口眼歪斜；偏头痛；破伤风；毒蛇咬伤；瘰疬结核；痈肿。方见真方白丸子：诸风，可常服，永无风疾隔壅之患。中风痰涎壅盛，口喝不语，半身不遂，小儿惊风潮搐。出自《瑞竹堂方》。

（6）瓜蒌　性味：味甘、微苦；性寒。归经：归肺、胃、大肠经。功效：清热化痰；宽胸散结；润燥滑肠。主治：肺热咳嗽；胸痹；消渴；便秘；痈肿疮毒。方见祛火通关饮：治喉痹不通，饮食不下。出自《丹台玉案》。

（7）竹茹　性味：味甘；性微寒。归经：归脾、胃、胆经。功效：清热化痰；除烦止呕；安胎凉血。主治：肺热咳嗽；烦热惊悸；胃热呕呃；妊娠恶阻；胎动不安；吐血；衄血；尿血；崩漏。方见半夏竹茹汤。治法：补益阴血，降逆和胃。出自上海中医药大学附属曙光医院。

（8）桔梗　性味：味苦、辛；性平。归经：归肺、胃经。功效：宣肺；祛痰；利咽；排脓。主治：咳嗽痰多；咽喉肿痛；肺痈吐脓；胸满胁痛；痢疾腹痛；小便癃闭。方见喉痹甘桔汤：喉痹作痛，饮食不下。出自《太平圣惠方》。

第一百七十讲　治疗吞咽困难的平肝息风药有哪些

（1）地龙　性味：味咸；性寒。归经：归肝、脾、膀胱经。功效：清热止痉；平肝息风；通经活络；平喘利尿。主治：热病发热狂躁；惊痫抽搐；肝阳头痛；中风偏瘫；风湿痹痛；肺热喘咳；小便不通。方见补阳还五汤：半身不遂，口眼歪斜，语言謇涩，口角流涎，大便干燥，小便频数，遗尿不禁。出自《医林改错》。

（2）僵蚕　性味：味辛、咸；性平。归经：归肝、肺、胃经。功效：祛风止痉；化痰散结；解毒利咽。主治：惊痫抽搐；中风口喝眼斜；偏正头痛；咽喉肿痛；瘰疬；疔腮；风疹；疮毒。方见九还金液丹：男妇痰盛气急，中风不语，口眼歪斜，左瘫右痪，牙关紧急；小儿急惊风，手足抽搐，不省人事，痰多气急。出自《景岳全书》。

（3）全蝎　性味：味辛；性平；有毒。归经：归肝经。功效：祛风止痉；通络止痛；攻毒散结。主治：小儿惊风；抽搐痉挛；中风口喝；

半身不遂；破伤风；风湿顽痹；偏正头痛；牙痛；耳聋；痈肿疮毒；瘰疬痰核；蛇咬伤；烧伤；风疹；顽癣。方见真方白丸子：诸风，可常服，永无风疾隔壅之患。中风痰涎壅盛，口㖞不语，半身不遂，小儿惊风潮搐。出自《瑞竹堂方》。

（4）牛黄　性味：味苦、甘；性凉。归经：归心、肝经。功效：清心凉肝；豁痰开窍；清热解毒。主治：热病神昏；中风窍闭；惊痫抽搐；小儿急惊；咽喉肿烂；口舌生疮；痈疽疔毒。方见九还金液丹：男妇痰盛气急，中风不语，口眼歪斜，左瘫右痪，牙关紧急；小儿急惊风，手足抽搐，不省人事，痰多气急。出自《景岳全书》。

（5）天麻　性味：味甘、辛；性平；无毒。归经：归肝、脾、肾、胆、心、膀胱经。功效：息风止痉；平肝阳；祛风通络。主治：急、慢惊风；抽搐拘挛；眩晕；头痛；半身不遂；肢麻；风湿痹痛。方见真方白丸子：诸风，可常服，永无风疾隔壅之患。中风痰涎壅盛，口㖞不语，半身不遂，小儿惊风潮搐。出自《瑞竹堂方》。

（6）牡蛎　性味：味咸；性微寒。归经：归肝、肾经。功效：平肝潜阳；重镇安神；软坚散结；收敛固涩。主治：眩晕耳鸣；惊悸失眠；瘰疬瘿瘤；癥瘕痞块；自汗盗汗；遗精；崩漏；带下。方见镇肝熄风汤：内中风证。出自《医学衷中参西录》。

（7）赭石　性味：味苦、甘；性平寒。归经：归肝、胃、心经。功效：平肝潜阳；重镇降逆；凉血止血。主治：头痛；眩晕；心悸；癫狂；惊痫；呕吐；噫气；呃逆；噎膈；咳嗽；气喘；吐血；鼻衄；崩漏；便血；尿血。方见镇肝熄风汤：内中风证。出自《医学衷中参西录》。

第一百七十一讲　治疗吞咽困难的补益药有哪些

（1）巴戟天　性味：味辛、甘；性微温。归经：归肾经。攻效：补肾阳；壮筋骨；祛风湿。主治阳痿；少腹冷痛；小便不禁；子宫虚冷；风寒湿痹；腰膝酸痛。方见地黄饮子治疗喑痱。出自《圣济总录》。

（2）熟地　性味：味甘；性温。归经：归肝、肾经。功效：补血滋润；益精填髓。主治：血虚萎黄；眩晕心悸；月经不调；崩漏不止；肝肾阴亏；潮热盗汗；遗精阳痿；不育不孕；腰膝酸软；耳鸣耳聋；头目昏花；须发早白；消渴；便秘；肾虚喘促。方见地黄饮子：肾气虚厥，语声不出，足废不用。出自《圣济总录》。

（3）山萸肉　性味：味酸；性微温。归经：归肝、肾经。功效：补益肝肾；收敛固脱。主治：头晕目眩；耳聋耳鸣；腰膝酸软；遗精滑精；小便频数；虚汗不止；妇女崩漏。方见地黄饮子：肾气虚厥，语声不出，足废不用。出自《圣济总录》。

（4）石斛　性味：味甘；性微寒。归经：归胃、肺、肾经。功效：生津益胃；滋阴清热；润肺益肾；明目强腰。主治：热病伤津；口干烦渴；胃阴不足；胃痛干呕；肺燥干咳；虚热不退；阴伤目暗；腰膝软弱。方见地黄饮子：肾气虚厥，语声不出，足废不用。出自《圣济总录》。

（5）肉苁蓉　性味：味甘、咸；性温。归经：归肾、大肠经。功效：补肾阳；益精血；润肠道。主治：肾阳虚衰；精血不足之阳痿；遗精；白浊；尿频余沥；腰痛足弱；耳鸣目眩；月经愆期；宫寒不孕；肠燥便秘。方见地黄饮子：肾气虚厥，语声不出，足废不用。出自《圣济总录》。

（6）麦冬　性味：味甘、微苦；性微寒。功效：养阴生津。主治：阴虚肺燥；咳嗽痰黏；胃阴不足；口燥咽干；肠燥便秘。方见独活煮散：治诸风痱方。出自《千金方》。

（7）当归　性味：味甘、辛、苦；性温。归经：归肝、心、脾经。功效：补血；活血；调经止痛；润燥滑肠。主治：血虚诸证；月经不调；经闭；痛经；癥瘕结聚；崩漏；虚寒腹痛；痿痹；肌肤麻木；肠燥便难；赤痢后重；痈疽疮疡；跌仆损伤。方见独活煮散：治诸风痱方。出自《千金方》。

（8）龟板　性味：味咸；性微寒。归经：归肝、肾经。功效：滋阴清热；潜阳息风；软坚散结。主治：阴虚发热；劳热骨蒸；热病伤阴；虚风内动；惊痫；久疟；疟母；癥瘕；经闭。方见镇肝熄风汤：内中风证。出自《医学衷中参西录》。

（9）淫羊藿　性味：味辛、甘；性温。归经：归肝、肾经。功效：补肾壮阳；祛风除湿；强筋健骨。主治：阳痿遗精；虚冷不育；尿频失禁；肾虚喘咳；腰膝酸软；风湿痹痛；半身不遂；四肢不仁。方见芪补汤。出自《中医癌瘤证治学》。

（10）人参　性味：味微苦；性微温。归经：归肺、脾、心、肾经。功效：大补元气；补脾益肺；生津止渴；安神益智。主治：劳伤虚损；食少；倦怠；反胃吐食；大便滑泄；虚咳喘促；自汗暴脱；惊悸；健忘；眩晕头痛；阳痿；尿频；消渴；崩漏；小儿慢惊；久虚不复；气血津液不足之证。方见小续命汤：治猝中风欲死，身体缓急口目不正，舌强不能语，奄奄忽忽，神情闷乱。诸风服之皆验，不虚方令人。出自《千金方》。

（11）黄芪 性味：味甘；性温。归经：归心、肺、脾、肾经。功效：补气固表；利尿；托毒排脓；生肌敛疮。主治：气短心悸；倦怠乏力；自汗；盗汗；久泻；脱肛；子宫脱垂；体虚浮肿；慢性肾炎；痈疽难溃，或溃久不敛。方见补阳还五汤：半身不遂，口眼歪斜，语言謇涩，口角流涎，大便干燥，小便频数，遗尿不禁。出自《医林改错》。

第一百七十二讲　治疗吞咽困难的消导药有哪些

（1）神曲 性味：味甘、辛；性温。归经：归脾、胃经。功效：健脾和胃；消食化积。主治：饮食停滞；消化不良；脘腹胀满；食欲不振；呕吐泻痢。方见五噎散：五种噎，食饮不下，胸背痛，呕哕不彻，攻刺疼痛，泪与涎俱出。出自《三因极一病证方论》。

（2）麦芽 性味：味甘；性平。归经：归脾、胃经。功效：消食化积；回乳。主治：食积不消；腹满泄泻；恶心呕吐；食欲不振；乳汁瘀积；乳房胀痛。方见镇肝熄风汤：内中风证。其脉弦长有力，或上盛下虚，头目眩晕，或头痛发热，或目胀耳鸣，或心中烦热，或时常噫气，或肢体渐觉不利，或口眼渐形喎斜，或面色如醉，甚或颠仆，昏不知人，移时始醒，或醒后不能复原，精神短少，或肢体痿废，或成偏枯。出自《医学衷中参西录》。

（3）莱菔子 性味：味辛、甘；性平。归经：归脾、胃、肺、大肠经。功效：消食导滞；降气化痰。主治：食积气滞；脘腹胀满；腹泻；下痢后重；咳嗽痰多；气逆喘满。

（4）巴豆 性味：味辛；性热；有大毒。归经：归胃、肺、脾、肝、肾、大肠经。功效：泻下寒积；逐水退肿；祛痰利咽；蚀疮杀虫。主治：寒邪食积所致的胸腹胀满急痛；大便不通；泄泻痢疾；水肿腹大；痰饮喘满；喉风喉痹；痈疽；恶疮疥癣。方见治咽喉闭塞。不通甚者，宜用此方。巴豆（一枚去大皮）上钻中心，绵裹，令有出气处。纳于鼻中，随时左右，时时吸气令入喉中，立效。出自《太平圣惠方》。

（5）大黄 性味：味苦；性寒。归经：归胃、大肠、肝、脾经。功效：攻积滞；清湿热；泻火；凉血；祛瘀；解毒。主治：实热便秘；热结胸痞；湿热泻痢；黄疸；淋病；水肿腹满；小便不利；目赤；咽喉肿痛；口舌生疮；胃热呕吐；吐血；咯血；衄血；便血；尿血；蓄血；经闭；产后瘀滞腹痛；癥瘕积聚；跌打损伤；热毒痈疡；丹毒；烫伤。方见祛火通关饮：治喉痹不通，饮食不下。出自《丹台玉案》。

第一百七十三讲 其他治疗吞咽困难的中药有哪些

（1）藜芦 性味：味辛、苦；性寒；有毒。归肝、肺、胃经。功效：涌吐风痰；杀虫。主治：中风痰壅；癫痫；疟疾；疥癣；恶疮。方见三圣散：治不省人事，牙关紧闭，粥菜不能下者。出自《儒门事亲》。内服入丸、散，0.3～0.6g。

（2）硼砂 性味：味甘、咸；性凉。归经：归肺、胃经。功效：清热消痰；解毒防腐。主治：咽喉肿痛；口舌生疮；目赤翳障胬肉；阴部溃疡；骨鲠；噎膈；咳嗽痰稠。方见大硼砂散治喉闭咽肿痛，水米难下。出自《医方类聚》。

（3）磁石 性味：味辛、咸；性平。归经：归肾、肝、肺经。功效：平肝潜阳；安神镇惊；聪耳明目；纳气平喘。主治：眩晕；目花；耳聋耳鸣；惊悸；失眠；肾虚喘逆。方见独活煮散：治诸风痹方。出自《千金方》。

（4）远志 性味：味辛、苦；性微温。归经：归心、肝、脾、肾经。功效：宁心安神；祛痰开窍；解毒消肿。主治：心神不安；惊悸失眠；健忘；惊痫；咳嗽痰多；痈疽发背；乳房肿痛。方见转舌膏：中风瘫痪，舌强不语。出自《医方简义》。

（5）石菖蒲 性味：味辛、苦；性微温。归经：归心、肝、脾经。功效：化痰开窍；化湿行气；祛风利痹；消肿止痛。主治：热病神昏；痰厥；健忘；耳鸣；耳聋；脘腹胀痛；噤口痢；风湿痹痛；跌打损伤；痈疽疥癣。方见转舌膏：中风瘫痪，舌强不语。出自《医方简义》。

（6）麝香 性味：味辛；性温。归经：归心、肝、脾经。功效：开窍醒神；活血散结；止痛消肿。主治：热病神昏；中风痰厥；气郁暴厥；中恶昏迷；血瘀经闭；癥瘕积聚；心腹急痛；跌打损伤；痹痛麻木；痈疽恶疮；喉痹；口疮；牙疳；脓耳。《本草纲目》：通诸窍，开经络，透肌骨，解酒毒，消瓜果食积。治中风，中气，中恶，痰厥，积聚癥瘕。方见安宫牛黄丸。出自《温病条辨》。

第一百七十四讲　中医治疗吞咽困难相关疾病单方代表有哪些

（1）治噎。羚羊角屑一物，多少自在，末之。饮服方寸匕，亦可以角摩噎上，良。出自《外台秘要》。

（2）治卒食噎。以陈皮一两，汤浸去穣，焙为末。以水一大盏，煎取半盏，热服。出自《食医心镜》。

（3）治膈气，咽喉噎塞，饮食不下。用碓觜上细糠，蜜丸弹子大，非时，含一丸，咽津。出自《太平圣惠方》。

（4）治喉痹咽唾不得方　半夏。上一味，细破知棋子十四枚，鸡子一枚，扣其头如栗大。出却黄白，纳半夏，于中纳酢令满，极微火上煎之。取半，小冷冻饮料之。即愈。出自《千金方》。

（5）喉痹方　取附子一枚，去皮，蜜涂火炙令干，复涂蜜炙，须臾含之，咽汁愈。出自《千金方》。

（6）治喉卒肿不下食方　韭一把，捣熬敷之，冷即易之，佳。出自《千金方》。

（7）治咽喉闭塞。不通甚者宜用此方。巴豆（一枚去大皮）上钻中心，绵裹，令有出气处。纳于鼻中，随时左右，时时吸气令入喉中，立效。

又方。芥子（三两）上捣。细罗为散。以水蜜调为膏。涂于外喉下之。干即易之。出自《太平圣惠方》。

（8）蜜附子　治隔阳咽闭，吞吐不通及脏寒闭塞等证。用大附子一枚，去皮脐，切作大片，用蜜涂炙令黄，含口中，咽津；甘味尽，再涂蜜炙用，或易之；或用炮附子，以唾津调涂足心。出自《三因极一病证方论》。

第一百七十五讲　中医治疗中风引起吞咽困难的古代验方主要有哪些

（1）小续命汤　治猝中风欲死，身体缓急口目不正，舌强不能语，奄奄忽忽，神情闷乱。诸风服之皆验，不虚方令人。麻黄、防己（崔氏《外台》不用），人参、黄芩、桂心、白芍、甘草、川芎、杏仁（各1两），防风（1两半），附子（1枚），生姜（5两）。出自《千金方》。

（2）独活煮散　治诸风痹方。独活（8两），川芎、芍药、茯苓、防风、防己、葛根（各1两），羚羊角、当归、人参、桂心、麦冬、石膏（各4两），磁石（10两），甘草（3两），白术（3两）。出自《千金方》。

（3）醒神散　中风昏愦，不省人事，口噤不能言语。牙皂1钱（炙，去皮），北细辛1分（焙燥）。上为极细末，吹鼻取嚏。神明犹醒者可治；无嚏则九窍闭，神气散者不治。出自《活人方》。

（4）解毒雄黄丸　缠喉风及急喉痹，卒然倒仆，失音不语，或牙关紧急，不省人事；郁金1分，雄黄（研飞）1分，巴豆（去皮，出油）14个。出自《太平惠民和剂局方》。

（5）梦仙备成丹　卒急中风，瘫痪，口眼喝斜，语言不正，不省人事，一切风证。川乌5两（炮微黄色），五灵脂（取净）2两半，没药5两，乳香1钱。上为末，炼蜜为丸，如弹子大。每1丸，先以酒1盏，姜7片，薄荷7叶同煎7分，去滓候温，入脑子1字，细嚼药1丸，窨气少时用前酒送下，临卧服。出自《医方类聚》。

（6）转舌膏　中风瘛疭，舌强不语。连翘1钱，山栀5分，薄荷5分，淡竹叶5分，黄芩5分，桔梗5分，甘草4分，石菖蒲4分，远志肉4分。上为末，以炼蜜为丸，如弹子大，辰砂为衣。每服1丸，薄荷汤化服。出自《医方简义》。

（7）九还金液丹　男妇痰盛气急，中风不语，口眼歪斜，左瘫右痪，牙关紧急；小儿急惊风，手足抽搐，不省人事，痰多气急。胆星（九制者）2两，朱砂（飞）1两，生牛黄5钱，僵蚕5钱（炒），牙皂（去皮弦，炒焦）3钱，冰片5分，麝香5分。出自《景岳全书》。

（8）地黄饮子　肾气虚厥，语声不出，足废不用。熟干地黄（焙）12g，巴戟天（去心）、山茱萸（炒）、石斛（去根）、肉苁蓉（酒浸，切焙）、附子（炮裂，去皮脐）、五味子（炒）、桂枝（去粗皮）、白茯苓（去黑皮）、麦冬（去心，焙）、石菖蒲、远志（去心）各15g。出自《圣济总录》。

（9）补阳还五汤　半身不遂，口眼歪斜，语言謇涩，口角流涎，大便干燥，小便频数，遗尿不禁。黄芪4两（生），归尾2钱，赤芍1钱半，地龙1钱（去土），川芎1钱，桃仁1钱，红花1钱。出自《医林改错》。

（10）五珍丹　主治男子、妇人中风，涎潮不语，牙关紧急，半身不遂，口眼㖞斜。天南星（炮）1两，白僵蚕（炒，去丝嘴）1两，川乌头（炮，去皮脐）1两，蝎梢（用糯米1合，炒黄黑色，拣去米不用）1两，半夏（切片，汤浸7遍）1两。上为细末，醋煮面糊为丸，每1两作15丸。每服1丸，用生姜自然汁化下，不拘时候。出自《杨氏家藏方》。

（11）真方白丸子 诸风，可常服，永无风疾隔壅之患。中风痰涎壅盛，口㖞不语，半身不遂，小儿惊风潮搐。大半夏（汤泡7次）1两，白附子（洗净，略泡）1两，天南星（洗净，略泡）1两，天麻1两，川乌头（去皮尖，略泡）1两，全蝎（去毒，炒）1两，木香1两，枳壳（去瓤，麸炒）1两。出自《瑞竹堂方》。

（12）镇肝熄风汤 内中风证。其脉弦长有力，或上盛下虚，头目眩晕，或头痛发热，或目胀耳鸣，或心中烦热，或时常噫气，或肢体渐觉不利，或口眼渐形㖞斜，或面色如醉，甚或颠仆，昏不知人，移时始醒，或醒后不能复原，精神短少，或肢体痿废，或成偏枯。怀牛膝1两，生赭石1两（轧细），生龙骨5钱（捣碎），生牡蛎5钱（捣碎），生龟板5钱（捣碎），生杭芍5钱，玄参5钱，天冬5钱，川楝子2钱（捣碎），生麦芽2钱，茵陈2钱，甘草1钱半。出自《医学衷中参西录》。

（13）治咽喉闭塞及噎，汤水下难，宜服此方。牛涎一大盏，入盐少许，搅和顿服，立瘥。出自《太平圣惠方》。

第一百七十六讲 中医治疗喉痹引起吞咽困难的古代验方主要有哪些

（1）苦酒汤 少阴病，咽中伤生疮，不能语言，声不出者。半夏（洗，破如枣核）14枚，鸡子1枚（去黄，纳上苦酒着鸡子壳中）。出自《伤寒论》。

（2）治腹中虚热，舌本强直，颈两边痛，舌上有疮，不得咽食方。柴胡、升麻、栀子仁、芍药、通草（各4两），黄芩、大青、杏仁（各3两），生姜（切），石膏（各8两，碎）。出自《千金方》。

（3）治风毒咽水不下及瘰肿方。升麻、芍药（各4两），射干、杏仁、枫香、葛根、麻黄（各3两），甘草（2两）。出自《千金方》。

（4）紫雪散 喉痹痛及疮疹发毒攻咽喉，水食不下者。黄金100两，寒水石3斤，石膏3斤（一本用滑石），玄参1斤，羚羊角屑5两，犀角屑5两，沉香5两，青木香5两，丁香1两，甘草8两（炙）。出自《外台秘要》。

（5）祛火通关饮　治喉痹不通，饮食不下。黄连、玄参、山豆根、桔梗、牛蒡子、枳实（各2钱），大黄、玄明粉、瓜蒌仁（各3钱），姜2片，水煎温服。出自《丹台玉案》。

（6）大硼砂散　治喉闭咽肿痛，水米难下。硼砂、茯苓、甘草（各半两），马牙硝、盆硝、朴硝、薄荷叶［各一（二）两］，僵蚕（2两）。出自《普济方》。

（7）川升麻散方　治咽喉闭塞不通，疼痛，饮食不得。川升麻（半两），络石（1两），当归（半两），射干（半两），犀角屑（半两），甘草（半两，炙微赤），上件药。出自《太平圣惠方》。

（8）喉痹甘桔汤　喉痹作痛，饮食不下。桔梗1两（去芦头），甘草1两（生用）。出自《太平圣惠方》。

第一百七十七讲　中医治疗噎膈引起吞咽困难的古代验方主要有哪些

（1）羚羊角汤　治气噎不通，不得食方。羚羊角、通草、橘皮（各2两），吴茱萸、浓朴、干姜（各3两），乌头（5枚）。出自《千金方》。

（2）五噎散　五种噎，食饮不下，胸背痛，呕哕不彻，攻刺疼痛，泪与涎俱出。人参2两，茯苓2两，厚朴（去粗皮，锉。姜汁制，炒）2两，枳壳（麸炒，去瓤）2两，桂心2两，甘草（炙）2两，诃子（炮，去核）2两，白术2两，橘皮2两，白姜（炮）2两，三棱（炮）2两，神曲（炒）2两，麦蘖（炒）2两，木香（炮）半两，槟榔半两，蓬术（炮）半两。出自《三因极一病证方论》。

（3）开膈利痰汤　气结痰壅膈噎，饮食不下。半夏1钱半，茯苓1钱半，陈皮1钱半，枳实1钱2分，桔梗1钱，瓜蒌仁（去油）1钱，黄连1钱，香附1钱，甘草3分。出自《济阳纲目》。

（4）半夏丸　心胸噎塞壅闷，食不下。半夏（汤洗7遍，去滑）2两，桔梗2两，桂（去粗皮）1两半，木香1两，枳壳（去瓤，麸炒）1两。出自《圣济总录》。

（5）人参汤　膈气，噎塞不能下食，食即呕逆。人参半两（去芦头），厚朴半两（去粗皮，涂生姜汁，炙令香熟），陈橘皮 1 两（汤浸，去白瓤，焙），白术半两，沉香半两，紫苏茎叶 1 两。出自《普济方》。

（6）吴茱萸散　胸痹噎塞，不能下食。吴茱萸 1 两（汤浸 7 遍，焙干，微炒），半夏 1 两（汤洗 7 遍，去滑），白术 1 两，鳖甲 1 两（涂醋，炙令黄，去裙襕），赤茯苓 1 两，前胡 1 两（去芦头），青橘皮 1 两（汤浸，去白瓤，焙），京三棱 1 两，桂心 1 两，厚朴 1 两（去粗皮，涂生姜汁，炙令香熟），槟榔 1 两，枳壳半两（麸炒微黄，去瓤）。出自《太平圣惠方》。

（7）通幽汤　脾胃初受热中，幽门不通，上冲，吸门不开，噎塞，气不得上下。桃仁泥 1 分，红花 1 分，生地黄 5 分，熟地黄 5 分，当归身 1 钱，炙甘草 1 钱，升麻 1 钱。出自《脾胃论》。

（8）参赭培气汤　治膈食。潞党参（6 钱），天冬（4 钱），生赭石（8 钱，轧细），清半夏（3 钱），淡苁蓉（4 钱），知母（5 钱），当归身（3 钱），柿霜饼（5 钱，服药后含化徐徐咽之）。出自《医学衷中参西录》。

第一百七十八讲　中医治疗舌癌引起吞咽困难的现代验方主要有哪些

玄参散　治法：清热解毒，凉血消肿。组成：玄参 22.5g，升麻 22.5g，大黄 22.5g，犀角 22.5g，甘草 15g。上为末，水煎服，每服 9g。出自《太平圣惠方》。

第一百七十九讲　中医治疗食管癌引起吞咽困难的现代验方主要有哪些

（1）半夏竹茹汤　治法：补益阴血，降逆和胃。组成：姜半夏 12g，姜竹茹 12g，旋覆花 12g，赭石 30g，广木香 9g，公丁香 6g，沉香曲 9g，豆蔻 9g，川楝子 9g，川朴 9g，南沙参 9g，北沙参 9g，天冬 12g，麦冬 12g，石斛 12g，急性子 15g，蜣螂 12g，当归 12g，仙鹤草 30g。水煎服，每日 1 剂，日服 2 次。出自上海中医药大学附属曙光医院。

（2）理气降逆汤　治法：理气降逆，解毒辟秽。组成：干蟾皮 12g，八月札 30g，急性子 30g，白花蛇舌草 30g，丹参 15g，瓦楞子 30g，夏枯草 15g，枸杞子 30g，紫草根 30g，苦参 30g，生马钱子 4.5g，生南星 9g，公丁香 9g，广木香 9g，蜣螂虫 9g，天龙丸 15 粒（每次 5 粒，分 3 次吞服）。水煎服，每日 1 剂，日服 2 次。出自上海中医药大学附属龙华医院。

（3）抗癌汤　治法：化瘀解毒。组成：藤梨根 60g，野葡萄根 60g，干蟾皮 12g，急性子 12g，半枝莲 60g，紫草 30g，天龙 6g，姜半夏 6g，甘草 6g，丹参 30g，白花蛇舌草 30g，马钱子 3g。用法：水煎服，每日 1剂，日服 2 次。出自杭州市肿瘤医院。

（4）加味开噎散　治法：清热解毒，消痰散结，破瘀。组成：雄黄1g，朱砂 6g，山豆根 12g，五灵脂 12g，硼砂 6g，芒硝 30～60g，射干12g，青黛 9g，鲜狗胆 1 个。上药共研为末，以狗胆汁调水，分 3 日送服。出自侯士林方。

（5）增损启膈散　治法：化痰软坚，活血散瘀。组成：川贝母 9g，郁金 9g，当归 9g，沙参 9g，蜣螂虫 9g，急性子 9g，昆布 9g，丹参 12g，海藻 12g，红花 6g。用法：水煎服，每日 1 剂，日服 2 次。出自《古今名方》。

第一百八十讲　中医治疗鼻咽癌引起吞咽困难的现代验方主要有哪些

（1）二参三子方　组成：玄参 30g，北沙参 30g，麦冬 15g，知母12g，石斛 25g，黄芪 25g，白术 25g，女贞子 15g，紫草 25g，卷柏 15g，苍耳子 15g，山豆根 10g，辛夷 15g，白芷 5g，淮山药 10g，石菖蒲 10g，菟丝子 15g。水煎服，每日 1 剂，日服 2 次。出自《肿瘤良方大全》。

（2）白英菊花饮　治法：清热解毒。组成：白英 30g，野菊花 30g，臭牡丹 30g，三颗针 15g，苦参 15g，白头翁 15g，七叶一枝花 15g，白花蛇舌草 20g。水煎服，每日 1 剂，日服 2 次。出自《肿瘤的诊断与防治》。

（3）芪补汤　组成：生黄芪 60g，红人参 10g（若用党参则为 30g），仙茅 15g，淫羊藿 15g，补骨脂 30g，骨碎补 15g，焦杜仲 20g，枸杞子20g，女贞子 30g，料姜石 60g。水煎服，每日 1 剂，日服 2 次。出自《中医癌瘤证治学》。

第一百八十一讲　中医治疗中风引起吞咽困难的现代专方主要
　　　　　　　有哪些

（1）再造丸　中风半身不遂，左瘫右痪，口眼㖞斜，腰腿不利，四肢麻木，言语不清，筋骨酸痛。出自《北京市中药成方选集》。

（2）人参再造丸　中风中痰，口眼歪斜，言语不清，手足拘挛，左瘫右痪，半身不遂。出自《北京市中药成方选集》。

第一百八十二讲　吞咽困难康复的内涵

对吞咽困难进行筛选、评估，可发现口腔、咽、食管结构功能是否异常及可能存在的病因，并给予康复指导，可提高患者的吞咽功能，改善身体的营养状况，以及吞咽困难所产生的恐惧和抑郁心理，进而提高患者的生存质量。

第一百八十三讲　临床常用的吞咽困难评价方法

对吞咽困难的评价目前主要有吞咽功能临床评价和仪器检查。

（1）吞咽功能临床评价

1）洼田饮水试验：嘱患者端坐，经口摄入 30ml 左右的温开水，观察吞咽需要的时间以及咳嗽的情况。洼田饮水试验将吞咽能力分为 5 级分级：1 级正常，2 级可疑，3 级轻度异常，4 级中度异常，5 级重度异常。其分级清楚、操作简单，可较为客观地评价吞咽功能，由于不需要太多人力和物力资源，因此在临床上应用广泛且易被患者接受。

2）吞咽困难评价标准：1993 年由日本学者藤岛一郎制定，应用 3 种不同黏稠度的食物进行吞咽评估，其中 9 分为吞咽基本正常，6~8 分为轻度吞咽困难，3~5 分为中度吞咽困难，1~2 分为重度吞咽困难。其补充了洼田饮水试验的不足，还为吞咽康复训练的选择提供了参考，分级详细，应用范围较广。

3）反复唾液吞咽试验：1996 年由日本学者才藤荣一研制，用于评价吞咽反射的触发能力。患者取端坐位，检查者轻抚患者舌骨和喉结，了解患者 30 秒内吞咽的上下幅度和次数。该检查为评估咽缩肌及喉提肌肌力和喉上抬力度提供依据。

（2）吞咽功能仪器检查　与临床评价比较，仪器检查比较客观、直接，能更清楚地发现隐性误吸。临床常用的仪器检查方法有电视透视吞咽检查（videofluroscopic swallowing study，VFSS）和纤维内镜吞咽功能检查（fibreoptic endoscopic evaluation of swallowing，FEES）。

1）电视透视吞咽检查：是利用 X 线动态观察并记录分析口腔、咽喉和食管的吞咽活动的检查方法。VFSS 对吞咽过程的有效性、安全性以及治疗效果都有很好的评价，特别是对隐性误吸的评价更高，被誉为吞咽困难诊断的"金标准"。但 VFSS 也有许多不足之处：检查费用较高，患者转运困难，存在 X 线辐射，需要患者密切配合，不能准确记录食团通过各阶段的时长，也不能准确测得食团压力及咽感觉、运动功能。

2）纤维内镜吞咽功能检查：利用纤维内镜观察呼吸、咳嗽以及吞咽过程中鼻腔、咽喉部、会厌、杓状软骨和真假声带等部位的功能情况，明确食团推进过程中食物聚积的部位和程度，观察误吸的情况。与 VFSS 相比，FEES 无误吸诊断优势，且内镜接触黏膜，有损伤致出血的风险，注意选择使用。

（3）其他仪器检查　也有应用高分辨率咽腔局部测压、动态 CT、超声检查、放射性核素扫描、24 小时食管 pH 测定、血氧饱和度测定、肌电图检查等进行吞咽功能检查的报道，但都是个案报道，或价格昂贵、操作不便等，还需要进一步研究以应用于临床，必要时相互配合，发挥各检查的长处，为吞咽困难的康复和治疗提供依据和指导。

第一百八十四讲　常用吞咽困难疗效评定标准的选择分析

洼田饮水试验是目前公认的临床评价吞咽功能较方便的标准之一，其重测信度及评定者间信度均较好，分级清楚、操作简单，可较为客观地评价吞咽功能，且不需要太多人力和物力资源，在临床上易被患者接受，与 VFSS 评定结果相关性好，对吞咽困难患者误吸预测率高。VFSS 对吞咽过程的有效性、安全性以及治疗效果都有很好的评价，特别是对隐性误吸的评价更高，被誉为吞咽困难诊断的"金标准"，能够准确预测吞咽困难患者隐性误吸及吸入性肺炎的发生。

第一百八十五讲　吞咽困难的筛查目的及常用筛检表

筛查目的是确认患者是否有吞咽困难；为是否需要进行全面性生理状况评估提供依据；找出高位吞咽困难人群，并为进一步评估作出预筛（表 3-1）。本检查具有快速（10～15 分钟）、方便、价格低廉的特点。

表3-1　吞咽困难筛检

勾选合适的描述		
是	否	描述内容
□	□	1. 曾反复发作肺炎
		2. 有如下病史：
□	□	（1）部分喉切除
□	□	（2）头颈部曾接受全程放射治疗
□	□	（3）缺氧症
□	□	（4）帕金森病
□	□	（5）运动神经病
□	□	（6）重症肌无力
□	□	（7）延髓麻痹
□	□	（8）前颈椎融合术
□	□	（9）脑干卒中
□	□	（10）吉兰-巴雷综合征
□	□	（11）喉部创伤
□	□	3. 长期或创伤性插管
□	□	4. 严重的呼吸问题
□	□	5. 混浊的嗓音或哭泣声
□	□	6. 在吞咽前/中/后咳嗽
□	□	7. 对口水的控制差
□	□	8. 吞咽的频率低（5分钟不吞口水）
□	□	9. 气管经常有大量分泌物
		10. 若患者正在进食，观察进食情况；若未进食，观察吞咽口水的情况。判断是否有以下状况，特别考虑这些状况在进食时或进食后不久是否改变：
□	□	（1）呼吸困难
□	□	（2）分泌物增多
□	□	（3）嗓音变化
□	□	（4）单一食团需多次吞咽
□	□	（5）喉部上抬不足
□	□	（6）清喉咙
□	□	（7）咳嗽
□	□	（8）明显的容易疲倦
附注：1～4项需要查阅患者病例，5～10项为观察所得		

注：涵盖调阅病例报告，观察以口进食患者摄食过程，或观察非以口进食患者吞口水情况，符合非侵入性检查原则。若患者出现某一项或多项描述情况，需要进一步行生理学评估。

第一百八十六讲　吞咽困难的床旁评估

通过调阅患者病例及床旁检查，以期了解以下情况。①患者的既往病史、临床诊断及吞咽异常病史，了解患者是否知觉吞咽异常、是否能指出吞咽困难病因。②患者营养及呼吸方面的情况，了解患者是否用鼻胃管、行胃造口术及低压气切管。③患者的口腔构造。④患者的呼吸功能及与吞咽的关系。⑤患者双唇的控制能力，是否影响含住食物。⑥患者舌的控制能力，是否影响搅拌和推送食物。⑦患者腭功能，是否能紧闭口腔通往鼻腔的通道及避免食物溢入鼻腔。⑧患者咽壁收缩能力，是否影响食物通过咽腔及造成吸入情况。⑨患者喉部控制能力，是否能在吞咽时保护呼吸道及避免误吸发生。⑩患者医嘱依从性及监控行为能力。⑪患者对不同口腔感觉（味、温度和口感）的反应。⑫患者尝试吞咽时的症状及反应。

第一百八十七讲 吞咽困难经口摄食评估表操作及解读

美国佛罗里达健康科学中心专门开发了针对急性脑卒中患者经口摄食功能评估量表（functional oral intake scale，FOIS），研究结果表明该量表具有较好的信效度，且能够准确评估和记录急性脑卒中伴随吞咽困难患者经口摄食功能（表3-2）。FOIS量表是一个有效的经口摄食功能评价工具，其应用简单、方便，易于医护人员掌握。

表3-2 经口摄食功能评估量表（中文版）

类别	评估标准
1级	完全不经口进食
2级	管饲依赖，极少尝试进食普通食物和液体食物
3级	管饲依赖，经口进食同一质地的普通食物和液体食物
4级	完全经口进食单一黏稠度的食物
5级	完全经口进食多种黏稠度的食物，但需特殊制备或补给
6级	完全经口进食多种黏稠度的食物而无须特殊制备，但有特殊食物限制
7级	完全经口进食，无任何限制

第一百八十八讲 VFSS检查记录操作及分析

VFSS吞咽功能检查及分析见表3-3、表3-4。

表3-3　VFSS吞咽困难程度评分

吞咽分期及误吸	VFSS评定方案	得分
口腔期	不能把口腔内的食团推入咽喉，从口唇流出，或仅依靠重力作用送入咽喉——0分	
	不能把食物形成食团运送至咽喉，只能分散地流入咽喉——1分	
	不能一次把食团完全推入咽喉，一次吞咽动作后，有部分食物残留在口腔内——2分	
	一次吞咽顺利将食团推入咽喉——3分	
咽喉期	咽喉抬举无力，软腭与舌后根闭合不能，吞咽反射不充分——0分	
	会厌谷与梨状隐窝存有大量的残食——1分	
	会厌谷与梨状隐窝残存少量食物，反复吞咽后可把残留的食物全部咽下——2分	
	一次吞咽就可把食团送入食管——3分	
误吸	食物提前流入咽喉，大部分误吸，未出现呛咳——0分	
	食物提前流入咽喉，大部分误吸，出现呛咳——1分	
	食物提前流入咽喉，少部分误吸，未出现呛咳——2分	
	食物提前流入咽喉，少部分误吸，出现呛咳——3分	
	食物未提前流入咽喉，进食有序，无误吸发生——4分	
总计		

表3-4　VFSS检核

患者姓名：　　　　年龄：　　　　　　　　检查日期：						
开始以口进食日期：						
吞咽困难的病因：						
营养摄取状况：						
气切管套装：						
检查目的：						
一、侧面像						
X线所见症状	液体					可能的吞咽问题
	1ml	3ml	5ml	10ml	一杯量	
1.吞咽准备期						
无法将食物含在口腔前部	□□□	□□□	□□□	□□□	□□□	嘴唇闭合不全
无法形成食团	□□□	□□□	□□□	□□□	□□□	舌移动范围或协调能力不足
无法含住食团，食团提前分散	□□□	□□□	□□□	□□□	□□□	舌塑形或协调能力不足；软腭动作程度不足
吞咽前吸入程度（%）	—					
食物掉入前唇沟	□□□	□□□	□□□	□□□	□□□	嘴唇张力不足
食物落入面颊沟	□□□	□□□	□□□	□□□	□□□	面颊张力不足

续　表

含住食物的位置不正常	□□□	□□□	□□□	□□□	□□□	舌外吐，舌控制差
其他	□□□	□□□	□□□	□□□	□□□	描述：
使用的姿势与治疗方法	□□□	□□□	□□□	□□□	□□□	描述：
2.口腔期						
吞咽延迟启动	□□□	□□□	□□□	□□□	□□□	吞咽失用症，口腔感觉不佳
舌作出搜寻动作	□□□	□□□	□□□	□□□	□□□	吞咽失用症
舌向前移动，以引发吞咽动作	□□□	□□□	□□□	□□□	□□□	舌外吐
食物残留于前唇沟	□□□	□□□	□□□	□□□	□□□	双唇张力不足，舌控制能力不足
食物残留于面颊侧部	□□□	□□□	□□□	□□□	□□□	面颊张力不足
食物残留于口腔底部	□□□	□□□	□□□	□□□	□□□	舌塑形或协调能力不足
食物残留于舌中线的沟槽内	□□□	□□□	□□□	□□□	□□□	舌结痂
食物残留于舌	□□□	□□□	□□□	□□□	□□□	舌移动程度不足，舌力量不足
舌收缩动作紊乱	□□□	□□□	□□□	□□□	□□□	舌前后移动不协调
舌与硬腭接触不完全	□□□	□□□	□□□	□□□	□□□	舌上抬程度不足
硬腭上有食物残留	□□□	□□□	□□□	□□□	□□□	舌上抬程度不足；舌力量不足
舌前后移动程度不足	□□□	□□□	□□□	□□□	□□□	舌前后协调能力不足
重复的舌摇滚动作	□□□	□□□	□□□	□□□	□□□	帕金森病
食团控制不佳/提早吞咽	□□□	□□□	□□□	□□□	□□□	舌控制能力不足；舌软腭闭合不全
吞咽前吸入程度（%）	□□□	□□□	□□□	□□□	□□□	任何舌控制能力不足均可造成吞咽前吸入
食物通过时间（秒计）	—					
其他	□□□	□□□	□□□	□□□	□□□	描述：
使用的姿势与治疗方法	□□□	□□□	□□□	□□□	□□□	描述
3.启动咽部期吞咽						
延迟的时间（秒计）	□□□	□□□	□□□	□□□	□□□	延迟启动咽部期吞咽
吞咽前吸入程度（%）	—					
4.咽部期						
呛入鼻腔	□□□	□□□	□□□	□□□	□□□	软腭咽部闭合不全
吞咽后食物附着在咽壁上	□□□	□□□	□□□	□□□	□□□	咽部收缩能力不足
吞咽后会厌谷残留程度（%）	□□□	□□□	□□□	□□□	□□□	舌根向后移动能力不足
吞咽后吸入程度（%）	—					
食物附着在咽部沟槽上	□□□	□□□	□□□	□□□	□□□	瘢痕组织
吞咽后吸入程度（%）	—					

X线所见症状	1ml	3ml	5ml	10ml	杯子	可能的吞咽问题
食物堆积在呼吸道顶端	□□□	□□□	□□□	□□□	□□□	喉上抬不足
吞咽后吸入程度（%）			—			
食物呛入呼吸道入口	□□□	□□□	□□□	□□□	□□□	喉上抬不足/呼吸道入口闭合不全
吞咽后吸入程度（%）						
咽部闭合不全	□□□	□□□	□□□	□□□	□□□	呼吸道入口闭合不全
吞咽后吸入程度（%）			—			
吞咽时吸入	□□□	□□□	□□□	□□□	□□□	喉部闭合不全
吞咽后吸入程度（%）			—			
双侧梨状窝有食物残留	□□□	□□□	□□□	□□□	□□□	喉部向前移动不充分；环咽功能失常、狭窄
吞咽后吸入程度（%）			—			
整个咽腔充满食物残余	□□□	□□□	□□□	□□□	□□□	吞咽过程中，压力普遍不足
吞咽后吸入程度（%）			—			
咽期通过时间（秒计）			—			
其他	□□□	□□□	□□□	□□□	□□□	描述：
5.颈部食管期						
食管到咽部逆流	□□□	□□□	□□□	□□□	□□□	食管异常，需要进一步评估
气管食管瘘	□□□	□□□	□□□	□□□	□□□	气管食管瘘
其他	□□□	□□□	□□□	□□□	□□□	描述：

二、后前像

X线所见症状	液体					可能的吞咽问题
	1ml	3ml	5ml	10ml	杯子	
1.吞咽准备期						
齿列无法对齐	□□□	□□□	□□□	□□□	□□□	下腭动作程度不足
无法将食物转移到两侧	□□□	□□□	□□□	□□□	□□□	舌往两侧移动程度不足
无法压碎食物	□□□	□□□	□□□	□□□	□□□	舌上抬幅度不足
食物掉入侧颊沟	□□□	□□□	□□□	□□□	□□□	面颊张力不足
食物掉入口腔底部	□□□	□□□	□□□	□□□	□□□	舌控制能力不足
食团在口腔四散	□□□	□□□	□□□	□□□	□□□	舌精细动作控制能力不足
使用的姿势与治疗方法	□□□	□□□	□□□	□□□	□□□	描述：
2.咽期						
单侧会厌谷食物残留 右（√）左（√）	□□□	□□□	□□□	□□□	□□□	舌根单侧功能失常
单侧梨状窝食物残留 右（√）左（√）	□□□	□□□	□□□	□□□	□□□	咽部单侧功能失常
吞咽后吸入程度（%）			—			
喉部向中间移动程度不足 右（√）左（√）	□□□	□□□	□□□	□□□	□□□	闭合程度不足

续　表

声带高度不一致	□□□	□□□	□□□	□□□	□□□	声带高度不一致
其他	□□□	□□□	□□□	□□□	□□□	描述：
使用的姿势与治疗方法	□□□	□□□	□□□	□□□	□□□	描述：

注：表中方格"□"用来记录吞咽5种不同分量的液体和其他质地食物的资料，每种食物吞3口，最常用的材料是液体钡剂（与水相同）、糊状钡剂、表面涂有钡剂布丁的饼干，也可以选用其他必要的食物。

第一百八十九讲　治疗吞咽困难的现代康复手段选择

吞咽困难的康复治疗有如下三种策略。

（1）补偿性康复治疗策略　通过纠正食团经口入咽的进食方式，减轻吞咽困难对进食的影响，包括进食体位及姿势的改变等。

（2）间接康复治疗策略　又称基础吞咽康复训练，反复模拟吞咽食物的动作，提高吞咽相关肌肉、组织的协同能力，包括颊肌、口轮匝肌、舌肌的运动训练以及咽缩肌、喉提肌训练和屏气-咳嗽训练等。冰刺激口腔、咽喉部治疗也属于间接康复治疗策略的一种，用冷冻好的棉签反复刺激患者软腭、腭弓及咽后壁。也有报道冷热交替刺激、味觉刺激咽部，有利于提高咽部敏感性，有待于进一步研究。

（3）直接康复治疗策略　即吞咽食物训练，引导患者直接进行反复吞咽运动，改善患者吞咽困难症状。进行该项训练的前提条件是患者必须具有基本的摄食能力，如有频繁呛咳、误吸的情况会增加患者发生吸入性肺炎的概率。具体包括改变进入口腔食团的大小、形状、温度和味道以及进行摄食周围环境、摄食习惯和摄食工具的选择等。

第一百九十讲　使用其他物理治疗手段治疗吞咽困难的简述

（1）电刺激治疗　电刺激已广泛用于吞咽困难的治疗，一般采用低频率电刺激，目前临床应用以神经肌肉低频电刺激、经皮神经低频电刺激、功能性低频电刺激为多。

1）神经肌肉低频电刺激（neuromuscular electrical stimulation，NMES）　通过低频电流刺激咽喉部周围运动神经或直接刺激失去吞咽相关神经支配的肌肉纤维来激活吞咽相关肌肉的活动能力，提高其兴奋性。

2）经皮神经低频电刺激（transcutaneous electrical nerve stimulation，

TENS） 利用设定好的低频电刺激治疗程序刺激咽喉部相关肌群，诱导吞咽相关肌肉主动运动，恢复吞咽能力。目前应用较多的有 Vital Stim 治疗仪、Voeastim 吞咽语言治疗仪等。但是也有研究者指出，本疗法还不能达到动态靶向激活特异的吞咽肌肉运动的目的。

（2）表面肌电（surface electromyography，sEMG）生物反馈治疗 是吞咽治疗最新研究的热点，原理是将肌肉生物电活动转换为可感知的视、听信号，进而通过波形反馈、声音提示来提高吞咽运动功能。

（3）环咽肌经球囊扩张治疗 利用改良后的导尿管治疗食管上括约肌失弛缓。现已发展经口、经鼻两种扩张途径，操作简单，安全可靠，患者依从性高，临床证实疗效可靠。

第一百九十一讲 吞咽困难的手术治疗适应证及方法

如果吞咽困难患者伴有严重梗阻、误吸等症状，需要外科介入并进行手术治疗。有研究分析目前吞咽困难的手术治疗方法有食管上括约肌切开术、胃部造瘘术、咽帆封闭术、声门恢复术、气管食管剥离术等。

第一百九十二讲 吞咽困难新型治疗方法简述

咽喉局部肉毒毒素注射可用于食管上括约肌开放不良的治疗，但疗效需明确；药物治疗对口腔期伴有流涎的吞咽困难患者有参考意义，胆碱受体阻断药被证实有效；重复经颅磁刺激（repetitive transcranial magnetic stimulation，rTMS）、经颅直流电刺激（transcranial direct current stimulation，tDCS）应用于吞咽困难的治疗尚处于临床研究与初步应用阶段。

第一百九十三讲 治疗吞咽困难的传统康复手段选择

（1）中药在吞咽困难治疗中的应用 临床常用方药如下。①补虚类：加减地黄饮子、补脾益髓汤及补中益气方药等。②活血祛瘀类：加减会厌逐瘀汤、补阳还五剂和加减通窍活血方药等。③化痰通窍类：菖蒲郁金汤、半夏厚朴汤和涤痰方等。上述方剂多配伍僵蚕、全蝎、蜈蚣、蝉蜕、地龙等虫甲类药以搜风通络、舒筋开窍以治疗吞咽困难。

（2）针灸在吞咽困难治疗中的应用 针灸是中风后吞咽困难治疗最被

认可和研究较多的中医治疗方法，疗效肯定，安全系数高。咽喉是一身经络循行的关要，除足太阳、手厥阴之外，其余经络均与咽喉有着密切联系，基于"经脉之所过，治之所及"的理论，选取循行咽喉经络上相应的腧穴，用于吞咽困难治疗。现代研究证实，针刺通过刺激咽喉局部小韧带等的感受器，兴奋皮质与脑干吞咽中枢，促进吞咽反射的重建。目前针刺对于吞咽困难的治疗分类很多，具体如下。①头针与体针：头针使用针刺刺激面、舌、口腔和咽等部位，兴奋大脑皮质吞咽中枢，促进面、舌肌以及咽喉肌功能的恢复。体针是对与咽喉有关的经络进行远端取穴或咽喉局部取穴以治疗吞咽困难的方法。②项针：选取颈部廉泉、风池、哑门等穴位进行针刺治疗，刺激舌咽、迷走神经感觉纤维，传递兴奋，重塑突触，重组吞咽神经反射，促使麻痹神经功能恢复。③舌针：选取金津、玉液、舌中等舌下局部穴位，迅速点刺，穴位局部出血后不留针，舌下有舌咽、迷走等神经通过，针刺刺激舌下相关穴位，可以加快舌下部血液循环，兴奋吞咽中枢神经，而兴奋后冲动又传至吞咽相关肌肉组织（效应器），恢复大脑皮质吞咽中枢对皮质延髓束的调控作用，促进吞咽功能重建。此外，耳针、眼针、电针、穴位注射、穴位埋线等也有用于吞咽困难治疗的报道。

第一百九十四讲　吞咽困难康复过程中营养风险筛查的意义

营养风险是指现存的或潜在的营养状况引起患者出现不良临床结局的风险。存在营养风险的吞咽困难患者发生肺部感染、压疮的概率明显增高，进而导致住院时间延长。营养风险筛查多在入院 7～10 天内进行，评估患者有无营养不良风险，以期尽早对患者进行营养支持。

第一百九十五讲　营养支持在吞咽困难患者康复过程中的必要性

脑卒中早期的吞咽困难明显影响患者营养物质的摄入及利用，易致营养不良，使脑卒中患者的不良预后风险升高，早期合理地给予脑卒中伴吞咽困难患者营养支持，对预防营养不良及改善生活质量有重要意义。

第一百九十六讲　吞咽困难患者常用的营养风险筛查工具

（1）营养风险筛查工具（nutritional risk screening tool 2002，NRS

2002）　由欧洲肠外肠内营养学会推荐用于临床，由身体质量指数（BMI）、近期身体质量变化、膳食摄入变化和疾病严重程度 4 个方面构成，评分由 3 个部分构成：营养状况评分、疾病严重程度评分和年龄调整评分。评分<3 分判为营养正常，≥3 分即存在营养风险。

（2）营养不良通用筛查工具（malnutrition universal screening tool，MUST）　包括 BMI、近期身体质量下降情况和疾病所致进食量减少 3 个方面的内容。以上 3 项相加，0 分判为营养正常，1 分判为低风险状态，≥2 分判为高风险状态。

第一百九十七讲　NRS 2002量表的具体操作及评定标准

（1）NRS 2002 的具体内容见表 3-5。

表 3-5　NRS 2002营养风险筛查评分简表

科室名称：＿＿＿＿＿　　住院号：＿＿＿＿＿　　床号：＿＿＿＿＿
姓　　名：＿＿＿＿＿　　性　别：＿＿＿＿＿　　年龄：＿＿＿＿＿岁
联系方式：＿＿＿＿＿
主要诊断：1. ＿＿＿＿＿　　2. ＿＿＿＿＿　　3. ＿＿＿＿＿
风险初筛：以下任一项答"是"，则进入下面评分；答"否"，应每周重复调查一次
患者BMI是否小于20.5？（BMI=kg/m²）　　　　　　　　　　是□　　否□
患者在过去的1~3个月有体重下降吗？　　　　　　　　　　是□　　否□
患者在过去的1周内有摄食减少吗？　　　　　　　　　　　是□　　否□
患者有严重疾病吗（如ICU治疗）？　　　　　　　　　　　是□　　否□
疾病严重程度评分：如果患者有以下疾病请在□打"√"，并参照标准进行评分（无为0分）
评1分：营养需要量轻度增加
□髋骨折　　□一般肿瘤患者　　□慢性阻塞性肺疾病　　□肝硬化 □糖尿病　　□血液透析　　□慢性疾病急性发作或有并发症
评2分：营养需要量中度增加
□腹部大手术　　□脑卒中　　□重度肺炎　　□血液恶性肿瘤
评3分：营养需要量重度增加
□颅脑损伤　　□骨髓移植　　□ICU患者（APACHE评分>10分）
营养状况受损评分： BMI＿＿＿＿（体重＿＿＿＿kg 身高＿＿＿＿m） □1分：3个月内体重下降>5%，或一周内进食量减少25%~50% □2分：2个月内体重下降>5%，或1周内进食量减少50%~75%，或BMI 18.5~20.5 □3分：1个月内体重下降>5%，或1周内进食量减少75%以上，或BMI<18.5 □3分：严重胸腹水、水肿，得不到准确BMI值时，用白蛋白替代（按ESPEN 2006）<30g/L
年龄评分：□70岁以上（1分）□70岁以下（0分）
营养风险总评分：疾病严重程度评分+营养状况受损评分+年龄评分=（　　　　）分
筛查者签名：＿＿＿＿＿　筛查时间＿＿＿＿＿年＿＿＿月＿＿＿日
是否请营养科会诊：□是　　□否
医生签名：＿＿＿＿＿　　签名时间＿＿＿＿＿年＿＿＿月＿＿＿日

总分值≥3 分：患者处于营养风险，需要营养支持，结合临床，制订营养治疗计划。总分值<3 分：每周复查营养风险。

患者患有多种疾病时，参照表评分后取最大值，如肝硬化患者，如果因为严重感染入住重症监护室，则该患者应该判为 3 分，而不是 1 分。对于表中没有明确列出诊断的疾病，参考以下标准，依照调查者的理解进行评分。①1 分：慢性疾病患者因出现并发症而住院治疗。患者虚弱但不需卧床。蛋白质需要量略有增加，但可以通过口服补充来弥补。②2 分：患者需要卧床，如腹部大手术后。蛋白质需要量相应增加，但多数仍可以通过肠外或肠内营养支持得到恢复。③3 分：患者在加强病房中靠机械通气支持。蛋白质需要量增加而且不能被肠外或肠内营养支持所弥补。但是肠外或肠内营养支持可使蛋白质分解和氮丢失明显减少。

（2）MUST 评估步骤及计分方式如下。

1）步骤 1——BMI 分数：具体如下。BMI>20（>30 为肥胖）计 0 分；BMI 18.5～20 计 1 分；BMI<18.5 计 2 分。

2）步骤 2——体重丧失分数：过去 3～6 个月非计算性体重丧失<5%，计 0 分；5%～10% 计 1 分；>10% 计 2 分。

3）步骤 3——急性疾病影响分数：如果患者正处于急性疾病状态和/或 5 天以上没有营养摄入，评 2 分。

4）步骤 4——加总分计算出营养不良整体性风险分数：0 分为低度风险；1 分为重度风险；2 分或 2 分以上为高度风险。

5）步骤 5——分析：具体如下。①0 分（低度风险）：常规性临床照护，重复体检：住院患者每周 1 次，护理之家住民至少每月 1 次，社区民众>75 天或每年 1 次。②1 分（重度风险）：观察，记录住院或护理之家个案至饮食日志 3 天。若个案情况有改善或有适当的软食摄入继续观察；若未改善，依医院政策进行临床密切观察。重复体检：住院病患每周 1 次，护理之家住民至少每月 1 次。③≥2 分（高度风险）：治疗，转介营养师、营养治疗小组或启动机构处理流程；增进或增加整体性营养摄取；监测和审视治疗计划：除非营养支持有害或没有预期性益处，如濒死病患，否则医院每周 1 次，护理之家和社区每月 1 次。

所有具有营养不良风险个案的处置方式：治疗潜在性状况，视个案需求提供有关食物选择及摄食相关讯息的咨询及建议；记录营养不良的种类；依机构政策，记录所需要的特殊饮食。

第一百九十八讲　吞咽困难的营养支持途径选择

营养支持途径分为肠内营养（enteral nutrition，EN）和肠外营养（parenteral nutrition，PN）。其中 EN 分为口服营养途径和管饲喂养。EN 适用于有肠道功能且血流动力学稳定的患者。患者若可经口进食，但每日能量摄入小于目标量的 60%，应予以管饲；改变食物性状后，若能保证吞咽困难患者摄入足够量的营养且不发生误吸，可经口进食，否则采取管饲喂养。管饲喂养包括两种方法：鼻饲管（nasogastric tube，NGT）和经皮胃镜下胃造口术（percutaneous endoscopic gastrostomy，PEG）。置入 NG 需定期更换。PEG 虽然从美观角度更易被患者接受，可长期使用，但需通过外科方法和内镜完成，属有创操作。因此，对脑卒中伴吞咽困难患者不推荐早期应用 PEG，若需长期（>4 周）使用 EN，可考虑实施 PEG。实施 EN 的时机：指南推荐血流动力学稳定后，胃肠功能存在的脑卒中患者应在入院 24～48 小时内尽早进行 EN。美国肠外肠内营养学会指出，患者入院时无营养不良，入院 7 天后，EN 不能满足患者的营养需求量，可给予补充性 PN。全胃 PN 仅适用于胃肠道无功能且血流动力学稳定的患者。实施 PN 时，由于胃肠黏膜缺少营养素刺激，易致肠黏膜屏障受损和肠道菌群失调，因此，当患者存在胃肠功能且能耐受时，应首先选择 EN。

第一百九十九讲　吞咽困难患者营养支持常见并发症及防治措施

（1）鼻饲喂养　①常见并发症：包括管道压迫致黏膜溃疡、食管炎，恶心、呕吐、腹胀、腹泻等胃肠道不耐受症状，发生误吸导致吸入性肺炎为最严重的后果。②主要预防措施：选择大小合适的鼻饲管，并选择适宜、规范的进食方法。此外，应每 4～6 小时测量胃残余量，判断患者有无误吸风险。当胃残余量大于 200ml 时，可服用促胃动力药；大于 300ml 的患者应暂停喂养，具体应视患者耐受量及临床评估结果而定。

（2）经皮胃镜下胃造口术　①常见并发症：包括导管堵塞、导管移位、切口感染、腹膜炎、胃出血、造口旁渗漏与造瘘管意外脱落等。②主要预防措施：术前明确 PEG 的适应证和禁忌证；加强术后护理，保持造瘘管周围皮肤干净整洁；造瘘管固定松紧适宜，过紧会导致胃壁、腹壁缺血坏死，过松导致造瘘管外移、脱落及胃液外渗；喂食后冲洗管道，防止导管堵塞；置管时间不能少于 2 周，以使窦道形成。

第二百讲　吞咽困难康复过程中摄食选择的意义

选择适宜的食物，并将其适当加工成不同质地，使患者易于进食和消化，经口获得所需的营养与能量，提高饮食兴趣，减少误吸及呛咳，以促进吞咽困难及整体功能的康复。

第二百〇一讲　吞咽困难患者食物的选择

吞咽困难患者以半流质、高蛋白、高维生素、易消化的食物为主，如粥、蛋羹、菜泥、牛奶等。食物应具有适当黏性、不易松散、通过咽及食管时易变形且不易残留，进食顺序为磨烂食物加糊→剁碎食物加浓液→正常食物。膳食不仅要满足机体营养需要，还需兼顾色香味等，并要注意"一口量"，即每次摄食入口量约 5ml，固体食物应切成小块。食物过多易从口中漏出或引起咽部滞留，使误咽的危险增加；一口量过少，则不易引起吞咽反射。餐具以薄而小的长柄勺为宜，避免对疾病不利和刺激性强的食物。

第二百〇二讲　吞咽困难患者饮食种类的选择

吞咽困难患者的饮食种类，除应根据患者自身基础疾病情况及营养状况选择，还需根据患者疾病不同阶段和吞咽困难程度随时进行食物形态的调整。如给予洼田饮水试验 5 级患者鼻饲稀流食；给予 4 级患者易于吞咽的无渣浓流食，如果冻、豆腐脑、酸奶或蛋羹等；给予 3 级患者糊状食物，如烂米糊、蛋羹、菜糊、肉糊等；给予 2 级患者半固体食物如软面包、烂饭、猪肉松等。此外，避免进食刺激性食物，以免造成患者再次出现吞咽困难。

第二百〇三讲　吞咽困难患者进食工具及体位的选择

（1）进食工具　口腔期吞咽困难患者需选用吸管饮水或汤，吸管尽可能短；根据吞咽能力选择容量 5 ~ 10ml、薄而小且不容易粘食物的匙。

（2）进食体位　卧床患者取仰卧位，床头抬高约 30°，头部前屈；偏瘫患者身体向健侧倾斜 30°，偏瘫侧肩部用枕头垫起；能取坐位者，身体坐直，头稍向前倾 20°。喂食者站在患者健侧，将食物用匙送至口腔健侧舌的中后部，把食物倒在舌上同时用匙背轻压舌部一下，刺激吞咽，使食物由健侧咽部进入食管。进食结束后，抬高床头 30° ~ 40°，保持 30 分钟防止食物反流。

第二百〇四讲　吞咽困难患者常用吞咽方法的选择

（1）重复吞咽　每次吞咽食物后再反复做几次重复吞咽的动作，然后再进行下一次吞咽。

（2）交互吞咽　让患者交替吞咽固体食物和流食，或每次吞咽后饮少许水（1 ~ 2ml）。

（3）点头吞咽　颈部后仰，使会厌谷变窄，可解除滞留食物，随后低头做吞咽动作，反复数次，可清除并咽下滞留食物。

（4）侧方吞咽　梨状隐窝容易滞留食物，通过颌部指向左右侧的点头样吞咽动作，可去除滞留在两侧梨状隐窝的食物。

第二百〇五讲　吞咽患者饮食调理要点及进食注意事项

（1）食物要软，以用舌可以碾碎为度（容易形成食块）。

（2）食物密度和形状均一（防止误吞）。

（3）食物黏性、滑性好（容易形成食块）。

（4）食物通过咽喉深处狭窄的部位也能够改变形状挤压过去（防止窒息）。

（5）食物硬度适当，使用增稠剂（防止误吞）。

（6）家属协助患者进食时要有足够耐心，勿催促患者，喂食后予温水漱口或消毒棉球擦拭以清除口腔内食物残渣，防止口腔感染。

第二百〇六讲　吞咽困难患者心理康复的意义

通过心理认知评估，发现吞咽困难患者的心理障碍，利用心理康复学知识帮助吞咽困难患者接受现实并逐渐适应，挖掘他们的潜能，使他们重新回归家庭及社会。

第二百〇七讲　吞咽困难患者心理问题表现形式

吞咽困难患者患病后出现心理防御、逃避、抑郁、焦虑、愤怒、过度依赖等心理问题，严重影响患者吞咽功能及机体康复。常见心理障碍表现如下。

（1）心理防御　导致过度否认，使患者不能准确了解和接受现实，严重时可出现情绪紊乱，导致康复训练中止。

（2）心理逃避　表现为拒绝治疗或总是迟到，也可能因为反抗而匆匆离院。

（3）抑郁　多表现为情绪低落、失望、拒食、拒治、攻击，甚至自杀。

（4）焦虑　多表现为失眠、多疑、敏感、警惕性增高，重者出现癔症等。

（5）愤怒　严重者可出现毁物、伤人、自残等行为。

（6）过度依赖　多表现为过度依赖家属的帮扶，不愿拔除鼻饲管等行为。

第二百〇八讲　吞咽困难患者常用心理障碍评估量表及操作方法

常见的评价方法有如下 3 种，见表 3-6 至表 3-8。

表 3-6　90 项症状清单（SCL-90）

姓名＿＿＿＿＿　性别＿＿＿＿＿　出生日期＿＿＿＿＿　学历＿＿＿＿＿　婚姻＿＿＿＿＿

指导语：以下列出了一些病痛或问题，请仔细阅读每一条，然后根据最近一周内下列问题影响你或使你感到苦恼的程度，选择合适的一项划"√"。请不要漏掉问题

	没有	很轻	中等	偏重	严重
1．头痛	1	2	3	4	5
2．神经过敏，心中不踏实	1	2	3	4	5
3．头脑中有不必要的想法或字句盘旋	1	2	3	4	5
4．头晕或晕倒	1	2	3	4	5
5．对异性的兴趣减退	1	2	3	4	5
6．对旁人责备求全	1	2	3	4	5

	没有	很轻	中等	偏重	严重
7. 感到别人能控制你的思想	1	2	3	4	5
8. 责怪别人制造麻烦	1	2	3	4	5
9. 健忘	1	2	3	4	5
10. 担心自己衣饰不整齐及仪态不端正	1	2	3	4	5
11. 容易烦恼和激动	1	2	3	4	5
12. 胸痛	1	2	3	4	5
13. 害怕空旷的场所或街道	1	2	3	4	5
14. 感到自己精力下降，活动减慢	1	2	3	4	5
15. 想结束自己的生命	1	2	3	4	5
16. 听到旁人听不到的声音	1.	2	3	4	5
17. 发抖	1	2	3	4	5
18. 感到大多数人都不可信任	1	2	3	4	5
19. 胃口不好	1	2	3	4	5
20. 容易哭泣	1	2	3	4	5
21. 同异性相处时感到害羞不自在	1	2	3	4	5
22. 感到受骗，中了圈套或有人想抓你	1	2	3	4	5
23. 无缘无故地突然感到害怕	1	2	3	4	5
24. 自己不能控制地大发脾气	1	2	3	4	5
25. 怕单独出门	1	2	3	4	5
26. 经常责怪自己	1	2	3	4	5
27. 腰痛	1	2	3	4	5
28. 感到难以完成任务	1	2	3	4	5
29. 感到孤独	1	2	3	4	5
30. 感到苦闷	1	2	3	4	5
31. 过分担忧	1	2	3	4	5
32. 对事物不感兴趣	1	2	3	4	5
33. 感到害怕	1	2	3	4	5
34. 感到感情容易受到伤害	1	2	3	4	5
35. 旁人能知道你的私下想法	1	2	3	4	5
36. 感到别人不理解你、不同情你	1	2	3	4	5
37. 感到人们对你不友好，不喜欢你	1	2	3	4	5
38. 做事必须做得很慢以保证做得正确	1	2	3	4	5
39. 心跳得很厉害	1	2	3	4	5
40. 恶心或胃部不舒服	1	2	3	4	5
41. 感到比不上他人	1	2	3	4	5
42. 肌肉酸痛	1	2	3	4	5
43. 感到有人在监视你、谈论你	1	2	3	4	5
44. 难以入睡	1	2	3	4	5

续　表

	没有	很轻	中等	偏重	严重
45．做事必须反复检查	1	2	3	4	5
46．难以作出决定	1	2	3	4	5
47．怕乘电车、公共汽车、地铁或火车	1	2	3	4	5
48．呼吸有困难	1	2	3	4	5
49．一阵阵发冷或发热	1	2	3	4	5
50．因为感到害怕而避开某些东西、场合或活动	1	2	3	4	5
51．感觉头脑变空	1	2	3	4	5
52．身体发麻或刺痛	1	2	3	4	5
53．喉咙有梗塞感	1	2	3	4	5
54．感到对前途没有希望	1	2	3	4	5
55．不能集中注意力	1	2	3	4	5
56．感到身体的某一部分软弱无力	1	2	3	4	5
57．感到紧张或容易紧张	1	2	3	4	5
58．感到手或脚发沉	1	2	3	4	5
59．想到有关死亡的事	1	2	3	4	5
60．吃得太多	1	2	3	4	5
61．当别人看着你或谈论你时感到不自在	1	2	3	4	5
62．有一些不属于你自己的想法	1	2	3	4	5
63．有想打人或伤害他人的冲动	1	2	3	4	5
64．醒得太早	1	2	3	4	5
65．必须反复洗手、点数目或触摸某些东西	1	2	3	4	5
66．睡得不稳不深	1	2	3	4	5
67．有想摔坏或破坏东西的冲动	1	2	3	4	5
68．有一些别人没有的想法或念头	1	2	3	4	5
69．感到对别人神经过敏	1	2	3	4	5
70．在商店或电影院等人多的地方感到不自在	1	2	3	4	5
71．感到任何事情都很难做	1	2	3	4	5
72．一阵阵恐惧或惊恐	1	2	3	4	5
73．在公共场合吃东西感到很不舒服	1	2	3	4	5
74．经常与人争论	1	2	3	4	5
75．单独一人时神经很紧张	1	2	3	4	5
76．别人对你的成绩没有作出恰当的评价	1	2	3	4	5
77．即使和别人在一起也感到孤单	1	2	3	4	5
78．感到坐立不安、心神不宁	1	2	3	4	5
79．感到自己没有什么价值	1	2	3	4	5
80．感到熟悉的东西变成陌生或不像是真的	1	2	3	4	5
81．大叫或摔东西	1	2	3	4	5
82．害怕会在公共场合昏倒	1	2	3	4	5

续　表

	没有	很轻	中等	偏重	严重
83．感到别人想占你的便宜	1	2	3	4	5
84．为一些有关"性"的想法而很苦恼	1	2	3	4	5
85．认为应该为自己的过错而受到惩罚	1	2	3	4	5
86．感到要赶快把事情做完	1	2	3	4	5
87．感到自己的身体有严重问题	1	2	3	4	5
88．从未感到和其他人很亲近	1	2	3	4	5
89．感到自己有罪	1	2	3	4	5
90．感到自己的头脑不正常	1	2	3	4	5

本量表适用于13岁以上、具有小学6年级以上文化水平的人群。用于症状筛查、监控病情变化、疗效评估、研究。可广泛用于精神科、心理咨询、心理治疗门诊中，作为了解就诊者或接受咨询者心理卫生问题的一种评定工具；在综合医院中，可以用于了解躯体疾病患者的精神症状。

本量表的总分是90个项目所得分之和，称为总症状指数或总均分。阳性项目数：被评为1~4的项目数；阳性症状痛苦水平：总分/阳性项目数。总分超过160分，或阳性项目数超过43项，可考虑筛选阳性。总分能反映病情严重程度、病情演变，阳性项目及项目均分也可在一定程度上代表疾病严重性。

表3-7　汉密尔顿抑郁量表（HAMD）

项　目	评分标准	分　数				
		无	轻度	中度	重度	极重度
抑郁情绪	1．只在问到时才诉述 2．在访谈中自发地描述 3．不用言语也可以从表情、姿势、声音中流露出这种情绪 4．患者的自发言语和非语言表达（表情、动作）几乎完全表现为这种情绪	0	1	2	3	4
有罪感	1．责备自己，感到自己已连累他人 2．认为自己犯了罪，或反复思考以往的过失和错误 3．认为目前的疾病是对自己错误的惩罚，或有罪恶妄想 4．罪恶妄想伴有指责或威胁性幻想	0	1	2	3	4

续 表

项 目	评分标准	分 数				
		无	轻度	中度	重度	极重度
自杀	1. 觉得活着没有意义 2. 希望自己已经死去，或常想与死亡有关的事 3. 消极观念（自杀念头）	0	1	2	3	4
入睡困难	1. 主诉入睡困难，上床半小时后仍不能入睡（注意平时患者入睡的时间） 2. 主诉每晚均入睡困难	0	1	2	3	4
睡眠不深	1. 睡眠浅，多噩梦 2. 半夜（晚12点钟以前）曾醒来（不包括如厕）	0	1	2	3	4
早醒	1. 有早醒，比平时早醒1小时，但能重新入睡（应排除平时的习惯） 2. 早醒后无法重新入睡	0	1	2	3	4
工作、兴趣	1. 提问时才诉说 2. 自发地直接或间接表达对活动、工作或学习失去兴趣，如感到无精打采，犹豫不决，不能坚持或需强迫自己去工作或劳动 3. 活动时间减少或成效下降，住院患者每天参加病房劳动或娱乐不满3小时 4. 因目前的疾病而停止工作，住院患者不参加任何活动或没有他人帮助便不能完成病室日常事务（注意不能凡住院就评4分）	0	1	2	3	4
阻滞	1. 精神检查中发现轻度阻滞 2. 精神检查中发现明显阻滞 3. 精神检查进行困难 4. 完全不能回答问题（木僵）	0	1	2	3	4
激越	1. 检查时有些心神不定 2. 检查时明显心神不定或小动作多 3. 检查时不能静坐，检查中曾起立 4. 检查时搓手、咬手指、扯头发、咬嘴唇	0	1	2	3	4
精神焦虑	1. 问及时诉说 2. 自发地表达 3. 表情和言谈流露出明显忧虑 4. 明显惊恐	0	1	2	3	4
躯体焦虑	指焦虑的生理症状，包括口干、腹胀、腹泻、呃逆、腹绞痛、心悸、头痛、过度换气、尿频及出汗。 1. 轻度 2. 中度，有肯定的上述症状 3. 重度，上述症状严重，影响生活或需要处理 4. 严重影响生活和活动	0	1	2	3	4

续　表

项　目	评分标准	分　数				
		无	轻度	中度	重度	极重度
消化系统症状	1. 食欲减退，但不需他人鼓励便自行进食 2. 进食需他人催促或请求，需要使用泻药或助消化药	0	1	2	3	4
全身症状	1. 四肢、背部或颈部沉重感，背痛、头痛、肌肉疼痛、全身乏力或疲倦 2. 上述症状明显	0	1	2	3	4
性症状	指性欲减退、月经紊乱等。 1. 轻度 2. 重度 3. 不能肯定，或该项对被评者不适合（不计入总分）	0	1	2	3	4
疑病	1. 对身体过分关注 2. 反复考虑健康问题 3. 有疑病妄想 4. 有伴幻觉的疑病妄想	0	1	2	3	4
体重减轻	1. 按病史评定：①患者自述可能有体重减轻。②肯定体重减轻 2. 按体重记录评定：①1周内体重减轻超过0.5kg。②1周内体重减轻超过1kg	0	1	2	3	4
自知力	1. 知道自己有病，表现为抑郁 2. 知道自己有病，但归咎伙食太差、环境问题、工作过忙、病毒感染或需要休息 3. 完全否认有病	0	1	2	3	4
总分						

评分标准：<7分，没有抑郁；≥17分，可能为轻度或中度抑郁；≥24分，可能为严重抑郁。

表3-8　汉密尔顿焦虑量表（HAMA）

项　目	分　数				
	无	轻度	中度	较重	严重
焦虑心境	0	1	2	3	4
紧张	0	1	2	3	4
害怕	0	1	2	3	4
失眠	0	1	2	3	4
认知功能	0	1	2	3	4
抑郁心境	0	1	2	3	4

续　表

项　　目	分　数				
	无	轻度	中度	较重	严重
躯体焦虑：肌肉系统	0	1	2	3	4
躯体焦虑：感觉系统	0	1	2	3	4
心血管系统症状	0	1	2	3	4
呼吸系统症状	0	1	2	3	4
胃肠道症状	0	1	2	3	4
泌尿生殖系统症状	0	1	2	3	4
自主神经系统症状	0	1	2	3	4
会谈时行为表现	0	1	2	3	4

HAMA 没有工作用评分标准，14 个项目所评定的症状如下。

（1）焦虑心境　担心、忧虑，感到有最坏的事情将要发生，易激惹。

（2）紧张　有紧张感、易疲劳、不能放松、有情绪反应、易哭、颤抖、感到不安。

（3）害怕　害怕黑暗、陌生人、独处、动物、乘车或旅行及人多的场合。

（4）失眠　难以入睡、易醒、睡眠浅、多梦、梦魇、夜惊、醒后感疲倦。

（5）认知功能障碍　又称记忆、注意障碍，表现为注意力不能集中，记忆力差。

（6）抑郁心境　丧失兴趣、对以往的爱好缺乏快感、抑郁、早醒、昼重夜轻。

（7）肌肉系统症状　肌肉酸痛、活动不灵活、肌肉抽动、肢体抽动、牙齿打战、声音发抖。

（8）感觉系统症状　视物模糊、发冷发热、软弱无力感、周身刺痛。

（9）心血管系统症状　心动过速、心悸、胸痛、血管搏动感、昏倒感、心搏脱漏。

（10）呼吸系统症状　胸闷、窒息感、叹息、呼吸困难。

（11）胃肠道症状　吞咽困难、嗳气、消化不良（进食后腹痛、胃部烧灼感、腹胀、恶心、胃部饱胀感）、肠动感、肠鸣、腹泻、体重减轻、便秘。

（12）泌尿生殖系统症状　尿意频数、尿急、停经、性冷淡、过早射精、勃起不能、阳痿。

（13）自主神经系统症状　口干、潮红、苍白、易出汗、易起"鸡皮疙瘩"、紧张性头痛、毛发竖起。

（14）会谈时行为表现　①一般表现：紧张、不能松弛、忐忑不安、咬手指、紧紧握拳、摸弄手帕、面肌抽动、不停顿足、手发抖、皱眉、表情僵硬、肌张力高、叹息样呼吸、面色苍白。②生理表现：吞咽、嗳气、安静时心率快、呼吸快（20次/分以上）、腱反射亢进、震颤、瞳孔放大、眼睑跳动、易出汗、眼球突出。

HAMA 的得分为总分和因子分。总分即所有项目评分的总和，为 0 ~ 56 分。HAMA 有两个因子：躯体性焦虑因子和精神性焦虑因子，每个因子包含的所有项目得分总和即因子分。①躯体性焦虑因子：由肌肉系统症状、感觉系统症状、心血管系统症状、呼吸系统症状、胃肠道症状、泌尿生殖系统症状和自主神经系统症状 7 项组成。②精神性焦虑因子：由焦虑心境、紧张、害怕、失眠、认知功能、抑郁心境以及会谈时行为表现 7 项组成。

HAMA 总分能较好地反映焦虑症状的严重程度。总分可以用于评价焦虑和抑郁患者焦虑症状的严重程度，评估各种药物、心理干预效果。按照我国量表协作组提供的资料，总分超过 29 分，可能为严重焦虑；超过 21 分，肯定有明显焦虑；超过 14 分，肯定有焦虑；超过 7 分，可能有焦虑；小于 7 分，没有焦虑症状。一般来说，HAMA 总分高于 14 分，提示被评估者具有临床意义的焦虑症状。对 HAMA 躯体性和精神性两大类因子进行分析，不仅可以具体反映患者的精神病理学情况，也可反映靶症状的治疗结果。

第二百〇九讲　吞咽困难患者心理康复的措施

（1）心理防御的康复措施　给予患者更多的关怀与支持，并对其身体状况和治疗计划进行公开讨论。

（2）心理逃避的康复措施　康复计划分段进行，循序渐进地增加训练内容，并找出良性刺激，以减少在治疗中产生的负面情绪，提高其积极性。

（3）抑郁的康复措施　纠正患者错误的观念和信念，用安慰、鼓励、积极暗示的语言，分析消除其抑郁的原因，早期发现有自杀企图的患者，必要时请精神科会诊，适当使用抗抑郁药。

（4）焦虑的康复措施　①帮助患者正确认识吞咽困难及通过康复治疗可能恢复的程度，使其配合治疗；争取家庭成员和社会帮助；提供感情支持，消除患者各种疑虑，创造良好环境，消除孤独感。②积极暗示，让已经取得良好康复效果并拔管经口进食的患者以身示教，解除焦虑。③进行放松训练，采用生物反馈疗法使患者消除紧张情绪。④必要时使用抗焦虑药。

（5）愤怒的康复措施　帮助患者纠正错误的认知和思维方式从而面对现实，改善他们的社会交往和生活障碍，使他们对现状采取积极的态度，帮患者发挥潜力，自我实现。

（6）过度依赖的康复措施　纠正错误的观念，了解正确的生理常识，给予良性刺激，充分展示成功病例，纠正不良认知，将科学的康复知识介绍给患者。

第二百一十讲　吞咽困难特色康复操简介

吞咽困难特色康复操是基于吞咽困难的生理病理机制，结合长期临床实践及查阅相关文献，就吞咽困难不同分期制定的针对性强、易于操作、效果好的吞咽康复体操，具体包括唇口部运动、面颌部运动、舌肌运动、咽喉部肌群运动、吞咽相关伴随整合运动以及一些体表刺激区运动等。

第二百一十一讲　吞咽困难特色康复操的具体操作

（1）唇口部运动

1）噘嘴吹气运动：嘱患者取合适体位，让其用力做噘嘴、吹气动作，坚持5～10秒，以唇部肌肉微微酸困为度。反复练习，每次做9遍，一天做3～5次。

2）示齿微笑运动：嘱患者取合适体位，让其尽力做唇后缩、示齿微笑动作，坚持5～10秒，以唇部肌肉微微酸困为度。反复练习，每次做9遍，一天做3～5次。

3）鼓腮运动：嘱患者取合适体位，让其尽力做闭口鼓气动作，坚持5～10秒，以腮部鼓起酸困为度，治疗师可用手指给腮部施加阻力，再嘱其做鼓腮运动（加强运动）。每次做9遍，一天做3~5次。

（2）面颌部运动

1）叩齿运动：患者取合适体位，嘱其自然闭口，上下牙齿相互叩击9次，力量适中，以牙根部和面腮部酸困为度。每次做9遍，一天做3~5次（假牙患者不宜锻炼）。

2）下颌功能训练：患者取合适体位，嘱其练习发"a""yi""wu""f"等音，坚持5~10秒，发音时尽量张嘴，以下颌角酸困为度。每次做9遍，一天做3~5次；训练做张闭口动作，促进口唇肌肉运动。

3）吸吮训练：患者取合适体位，嘱其做咀嚼动作，空咀嚼或咀嚼口香糖来训练，以下颌角（咀嚼肌）酸困为度。每次做9遍，一天做3~5次。

（3）舌肌功能训练（舌肌型吞咽困难）

1）伸舌运动：患者取合适体位，嘱其张口，缓慢将舌尽力伸出口唇外（伸过牙齿），坚持5~10秒，以舌肌酸困为度，再让其缓慢缩回，尽力后缩，坚持5~10秒，闭口。每次做9遍，一天做3~5次。

2）卷舌运动：嘱患者取合适体位，舌抵腭，用舌尖自前向后用力反复触压腭凹处，反复5~10下，以舌肌酸困为度。反复训练，每次做9遍，一天做3~5次。

3）左右顶腮运动：患者取合适体位，嘱其先向左侧面颊内侧尽量用力伸舌，抵触腮部，坚持5~10秒，再返回，换对侧。每次做9遍，一天做3~5次。

4）刮舌运动：患者取合适体位，嘱其用上牙自舌根部向舌尖方向依次刮过，反复5~10下，以舌肌酸困为度。每次做9遍，一天做3~5次。

5）舌肌被动训练：针对舌肌不能做自主运动的患者，可由治疗师（或家人）用无菌纱布（或吸舌器）把持舌体进行上下左右牵拉，力度要适中，坚持5~10秒，以患者耐受为度。每次做9遍，一天做3~5次。

6）舌肌被动加强训练：当患者的舌有一定运动功能时，治疗人员指导患者将舌抵向颊后部，治疗人员用手指按其面颊某一部位，嘱患者用力用舌顶推颊部，坚持5~10秒，以舌肌酸困为度。每次做9遍，一天做3~5次。

（4）咽喉部肌群训练（咽肌型、环咽肌型吞咽困难）

1）环咽肌松解运动：嘱患者头微后仰，操作者用一手拇指与其余四指相对，沿喉结两旁上下，轻轻推揉环咽肌，推至环咽肌上端时，稍稍用力固定，嘱患者做吞咽动作。反复训练，每次做9遍，一天做3~5次。

2）点头伴吞咽运动：嘱患者平卧位或半卧位，颈部先后屈，使会厌谷变狭小（残留食物可能被挤出），继之颈部尽量前屈，状似点头，同时做空吞咽动作。反复训练，每次做9遍，一天做3~5次。

3）转头吞咽运动：针对一侧咽肌麻痹的患者，嘱其吞咽前将头转向咽肌麻痹的一侧，使食物绕过喉前的一侧，饮食咽下不通过麻痹侧来完成吞咽动作。反复训练，每次做9遍，一天做3~5次。

4）喉上提训练：嘱患者头向前伸，使颌下肌伸展2~3秒，然后在颌下施加阻力，嘱患者低头，同时让患者抬高舌背，即舌向上吸抵硬腭或做辅音"g""k""c""h"的发音训练，坚持5~10秒，每次做9遍，一天做3~5次；或嘱患者发"哦""啊""咿-哦"的音，坚持5~10秒，通过音调变化，使喉部主动运动，每次做9遍，一天做3~5次；或患者取坐位，治疗人员将拇指和示指放在环咽肌两侧适当向上用力，引导患者的喉头部向上前方运动，完成后嘱患者做咽下动作，反复训练5~10下，每次做9遍，一天做3~5次。

5）咽收缩练习：嘱患者连续发"h、a、w、k"音，最后的"k"加重发音，坚持5~10秒。每次做9遍，一天做3~5次。

6）喉内收练习：让患者经鼻孔深吸气，闭唇屏气5秒，然后做清晰的发音动作，如发"a"音，重复数次后，让患者反复发长"a"音，坚持5~10秒。每次做9遍，一天做3~5次。

7）平躺抬头看足尖训练：嘱患者去枕平卧位，双下肢自然伸直，患者尽力抬头，使颈枕部有牵拉感，同时患者双眼注视足尖，坚持5~10秒。每次做9遍，一天做3~5次（头部活动不利的患者，可嘱家人一手放患者枕部托起头部，帮助患者完成动作）。

（5）伴随整合运动

1）吞咽反射诱发运动：嘱患者（或医者）用手指沿甲状软骨轻划到下颌，上下轻摩擦皮肤，诱导吞咽反射发生，反复训练5~10下。每次做9遍，一天做3~5次。

2）空吞咽运动（吞液运动）：嘱患者（或家人协助）使患者头后仰30°左右，同时做空吞咽运动，反复训练5~10下。每次做9遍，一天做3~5次。

3）颈部牵拉运动：嘱患者主动做头前伸、后仰、左右斜倾动作，均以颈部肌肉有牵拉酸困感为度，坚持 5～10 秒。每次做 9 遍，一天做 3～5 次。

（6）反射区刺激运动

1）颈部反射区刺激：以枕骨下缘双侧风池穴附近为操作部位，患者（或家属）用双手拇指指端点按该区，其余四指固定头枕部，使该区出现局部酸胀感，坚持 5～10 秒。每次做 9 遍，一天做 3～5 次。

2）面部咽喉区刺激：以两眉之间印堂穴上一寸为操作部位，用一手中指指腹按揉该区，以酸胀为度，坚持 5～10 秒。每次做 9 遍，一天做 3～5 次。

3）手部咽喉区刺激：用一手拇指指腹推按另一手中指根部下缘 2cm 处（咽喉反射区），以酸胀为度，坚持 5～10 秒，以同样方法操作对侧。每次做 9 遍，一天做 3～5 次。

4）足部咽喉区刺激：以双足第一、第二跖骨之间的凹陷处–带状区域为操作部位，一手握足，另一手拇指指端用力点按该区，以酸胀为度，坚持 5～10 秒，以同样方法操作对侧。每次做 9 遍，一天做 3～5 次。

第二百一十二讲　吞咽困难特色康复操的意义

（1）唇口部运动　主要通过唇口部肌肉运动训练，提高唇（口轮匝肌）的功能，促进食团咀嚼形成。

（2）面颊部运动　能有效地训练面肌和咬肌的力量，加强口腔期食物咀嚼的功能。

（3）舌肌运动训练　通过伸舌训练提高舌肌的伸缩力，加强舌肌裹食功能。通过卷舌运动训练舌肌的裹食功能，加强咀嚼食物的能力。通过舌顶腮运动拉伸舌体及舌根部，训练舌肌的整体灵活度，对食物的咀嚼及运送均有帮助。通过刮舌训练刺激舌体经脉及血液运行，促进痿废的舌肌恢复功能，激发舌体的灵活度。被动舌肌训练针对舌肌严重瘫痪的患者，逐步训练舌肌灵活度，增强舌肌力量。

（4）咽喉部肌群训练　环咽肌松解运动提高环咽肌等肌群的力量，使局部松解，提高吞咽功能。点头伴吞咽运动训练会厌部肌肉力量，尽量去除该处残留食物。转头吞咽运动是利用健侧咽部的功能提高咽部对食物的推进力，提高咽部吞咽功能。喉上提训练通过咽部声带震颤，可改善喉入口闭合能力，扩大咽部空间，同时增加食管上括约肌开放的被动牵张力。咽收缩练习用于改善咽闭合功能，提高咽的清理能力，可明显激活上咽收缩。喉内收练习可提高喉内收功能。平躺抬头看足尖训练喉咽部肌肉力量及收缩功能。

（5）伴随整合运动训练 吞咽反射诱发运动通过对吞咽肌群的感觉刺激，诱发吞咽反射动作发生。空吞咽运动（吞液运动）训练咽喉部肌群运动协调性，加强咽喉部的吞咽功能。颈部牵拉运动牵拉训练颈部胸锁乳突肌、咽缩肌及颈部肌群等，锻炼咽喉部肌肉力量，提高咽喉部吞咽反射功能。

（6）反射区刺激运动 颈部反射区刺激作用 刺激颈部与吞咽有关的穴位反射区，达到醒脑开窍、改善吞咽功能的作用。面部咽喉区刺激作用：按摩面部咽喉反射区，达到醒神开窍、疏通气血、改善吞咽功能的作用。手部咽喉区刺激作用：按摩手掌咽喉反射区，达到启咽开窍、疏通气血、改善吞咽功能的作用。足部咽喉区刺激作用：刺激该反射区，达到疏通咽部气血、改善吞咽功能的作用。

第二百一十三讲 家庭版吞咽困难特色康复操的使用介绍

家庭版吞咽困难特色康复操主要适用于中老年人，防止吞咽能力下降，起到未病先防的作用。

（1）唇口及面颊部锻炼

1）噘嘴吹气运动：嘱患者取合适体位，让其用力做噘嘴、吹气动作，坚持5~10秒，以唇部肌肉微微酸困为度。反复练习，每次做9遍，一天做3~5次。

2）示齿微笑运动：嘱患者取合适体位，让其尽力做唇后缩、示齿微笑动作，坚持5~10秒，以唇部肌肉微微酸困为度。反复练习，每次做9遍，一天做3~5次。

3）鼓腮运动：嘱患者取合适体位，让其尽力做闭口鼓气动作，坚持5~10秒，以腮部鼓起酸困为度，治疗人员可用手指给腮部施加阻力，再嘱其做鼓腮运动（加强运动）。每次做9遍，一天做3~5次。

4）叩齿运动：患者取合适体位，嘱其自然闭口，上下牙齿相互叩击36下，力量适中，以牙根部和面腮部酸困为度。每次做9遍，一天做3~5次（假牙患者不宜锻炼）。

5）下颌功能训练：患者取合适体位，嘱其练习发"a""yi""wu""f"等音，坚持5～10秒，发音时尽量张嘴，以下颌角酸困为度。每次做9遍，一天做3～5次；训练做张闭口动作，促进口唇肌肉运动。

6）吸吮训练：患者取合适体位，嘱其做咀嚼动作，空咀嚼或咀嚼口香糖来训练，以下颌角（咀嚼肌）酸困为度。每次做9遍，一天做3～5次。

（2）舌肌功能训练

1）伸舌运动：患者取合适体位，嘱其张口，缓慢将舌尽力伸出口唇外（伸过牙齿），坚持5～10秒，以舌肌酸困为度，再让其缓慢缩回，尽力后缩，坚持5～10秒，闭口。每次做9遍，一天做3～5次。

2）卷舌运动：嘱患者取合适体位，舌抵腭，用舌尖自前向后用力反复触压腭凹处，以舌肌酸困为度。每次做9遍，一天做3～5次。

3）左右顶腮运动：患者取合适体位，嘱其先向左侧面颊内侧尽量用力伸舌，抵触腮部，坚持5～10秒，再返回做右侧。每次做9遍，一天做3～5次。

4）刮舌运动：患者取合适体位，嘱其用上牙自舌根部向舌尖方向依次刮过，反复5～10下，以舌肌酸困为度。每次做9遍，一天做3～5次。

（3）吞咽反射区刺激训练

1）颈部反射区刺激：以患者枕骨下缘双侧风池穴附近为操作部位，患者（或家人）用双手拇指指端点按该区，其余四指固定头枕部，使该区出现局部酸胀感，坚持5～10秒。每次做9遍，一天做3～5次。

2）面部咽喉区刺激：以两眉之间印堂穴上一寸为操作部位，用一手中指指腹按揉该区，以酸胀为度，坚持5～10秒。每次做9遍，一天做3～5次。

3）手部咽喉区刺激：用一手拇指指腹推按另一手中指根部下缘2cm处（咽喉反射区），以酸胀为度，坚持5～10秒，以同样方法操作对侧。每次做9遍，一天做3～5次。

4）足部咽喉区刺激：以双足第一、第二跖骨之间的凹陷处–带状区域为操作部位，一手握足，另一手拇指指端用力点按该区，以酸胀为度，坚持5～10秒，以同样方法操作对侧。每次做9遍，一天做3～5次。

5）抠按天突穴：天突穴位于胸骨上缘的凹陷处，拇指或中指指腹向下微微弯曲，按揉该区，力度均匀适中，以局部酸胀为度（不能竖直按压，避免出现憋闷感、气管压迫或呛咳），坚持 5～10 秒。每次做 9 遍，一天做 3～5 次。

6）拍打丰隆穴：丰隆穴位于外膝眼至外踝高点连线的中点处，用双手掌同时轻轻拍打该区，以酸胀为度。每次拍打 9 遍，一天做 3～5 次。

7）掐按少商穴：少商穴位于拇指桡侧指甲角旁 0.1 寸处，以一手拇指指端轻轻点压该处，以酸胀为度，坚持 5～10 秒。每次做 9 遍，一天做 3～5 次。

（4）吞咽整合训练

1）吞咽反射诱发运动：嘱患者（或家属）用手指沿甲状软骨轻轻划到下颌，上下轻摩擦皮肤，诱发吞咽反射发生，反复训练 5～10 下。每次做 9 遍，一天做 3～5 次。

2）空吞咽运动（吞液运动）：嘱患者（或操作者协助）使患者头后仰 30°左右，同时做空吞咽运动，反复训练 5～10 下。每次做 9 遍，一天做 3～5 次。

3）颈部牵拉运动：嘱患者主动做头前伸、后仰、左右斜倾动作，均以颈部肌肉有牵拉酸困感为度，坚持 5～10 秒。每次做 9 遍，一天做 3～5 次。

第二百一十四讲　吞咽困难患者特色疗法——冰火疗法的简述

冰火疗法采用冷热交替刺激，冷刺激能有效提高软腭和咽部敏感性，增加感觉输入，使吞咽反射更易于发生，提高吞咽能力；热刺激使局部毛细血管扩张，血液循环加速，缓解肌肉僵硬和痉挛，可改善吞咽动作的协调性，从而促进吞咽功能康复。

第二百一十五讲　冰火疗法的具体操作规范

（1）开窍利咽冰刺激

1）操作方法：①桔梗 10g，贝母 10g，冰片 10g，薄荷 10g，玄参 10g，皂角 9g，苏合香 1g，丁香 5g 组方，按常规煎汁，将 1.5ml 的上述混悬液和长 15cm 的消毒棉签分别放入 6 个试管中，放置于冰箱冷冻室，冷冻后即制成吞咽康复棒，放冰箱备用。②患者取坐位或半坐位，嘱患者张开嘴，用吞咽康复棒触及患者以前咽弓为中心的部位，包括后腭弓、软腭、腭弓、咽后壁及舌后根5个部位，5个部位涂擦刺激一次为一轮，一轮换一次棒，共6轮，每一轮后做空吞咽动作。③用吞咽康复棒在颈部涂擦按摩，直至皮肤发红。

2）操作要求：①动作轻柔，应上下、前后、长时间地碰触刺激部位，并慢慢移动棉棒前端，左右相同部位交替涂擦，刺激间歇要求患者尝试发"咦"音，并做鼓腮龇牙等动作，并要求患者尝试做咽唾液动作。②上、下午各进行一次，在空腹或餐后2小时进行，涂擦刺激30下/次，1~2分钟/次，7天为一个疗程。

3）注意事项：①冰刺激后应嘱患者立即做空吞咽动作，而不是在6轮结束后做空吞咽动作。②如出现呕吐反射则终止，以免发生呛咳和误咽。

（2）温灸松肌热疗

1）操作方法及要求：①患者取坐位或半坐位，头后仰，充分暴露喉结。②选定启咽、利咽、松咽、顺咽、左解肌（2）、右松肌（2）部位（长春中医药大学附属第三临床医院脑病康复科治疗吞咽困难的经验穴）。③在施灸部位的四周，平铺干治疗巾，防止烫伤。④灸垫制作方法：用姜汁、附子、川芎、白芥子煎汁，选1~2块棉纱布，折叠成一长6~7cm、宽3.5~4.5cm，厚3~5mm的棉垫；把制作好的棉垫放入煎好的药汁中，备用。⑤将灸垫贴附上述穴位处，点燃艾条，对准施灸部位，然后如鸟雀啄食一样，一起一落，一远一近（雀啄灸），每次治疗时间在15~20分钟。

2）注意事项：①灸垫制作不宜过厚，以免影响穴位定位；灸垫所浸药汁不宜过多。②施行雀啄灸时，注意防止艾火脱落，以免药灸垫起火，烫伤皮肤。③操作时动作不宜过快，艾条距离灸垫位置以不使患者感到发烫为宜。

第二百一十六讲　冰火疗法的适应证及禁忌证

（1）适应证　脑血管病、帕金森综合征等引起的非食管性疾病所导致的吞咽困难。对口腔期、咽期、舌肌型、环咽肌型、脑卒中后假性延髓麻痹、舌咽神经炎、咽反射消失或亢进等吞咽困难均有很好的疗效。

（2）禁忌证　①重危卒中病例、生命体征不稳定者。②存在重度智力障碍或各型失语及有明显误吸，重度焦虑抑郁不能配合评估治疗者。③咽喉部及食管器质性病变引起的吞咽困难患者。④带有心脏起搏器或其他植入电极的患者。⑤需要频繁吸痰的患者，血氧饱和度<90%或需要高浓度氧气支持者。

第二百一十七讲　冰火疗法的中医理论分析

张金生教授基于脑卒中后吞咽困难的病因病机提出"冰火疗法，重建阴阳"的治疗方案，"冰"疗法不仅能使阴精引阳气下潜，又可促进阴精化阳；通过冷刺激，提高了咽喉部敏感性，使得与吞咽相关的神经肌肉兴奋性提高，吞咽功能得到改善，使吞咽反射更加强烈。"火"疗法，既能使阳气导阴精上承，又可促进阳气化阴；通过咽喉外局部穴位温灸热刺激，活血舒筋，疏通经络，改善颈部咽喉相关肌肉萎弱无力的症状，肌肉坚强则吞咽有力、灵活，进而改善吞咽困难的症状。冷热刺激日久，使浅部得气，后渐推至深部，将阳分之气引致阴分，推阴入阳，疏利阴分，深而留之，使冷热相济，阴阳相调，促进吞咽功能恢复。"冰火疗法，重建阴阳"一可以调节咽部之经气，疏通十二经经气；二可使神机复原，气血通畅，有利于吞咽困难、饮水呛咳症状的改善。正体现了中医"重阴必阳、重阳必阴"之精髓。

第二百一十八讲　冰火疗法治疗脑卒中后吞咽困难安全性如何

通过大量临床实践，对患者治疗前与治疗后进行对比观察，发现冰火疗法可有效减少误吸、吸入性肺炎、营养不良等并发症，经过不断进行创新，其操作都在可控范围之内，治疗师经过专业培训合格后均可安全操作。

第二百一十九讲　冰火疗法治疗脑卒中后吞咽困难出现呛咳怎么办

出现呛咳时，首先立即终止治疗，对患者进行促排痰治疗：患者取合适体位（一般坐位前倾），治疗人员用空手掌从腰骶部向肩背部反复拍背，同时嘱患者咳嗽，将痰液吐出；如果患者咳嗽反射弱或消失，用吸痰器协助吸出痰液；同时检测呼吸、脉搏、血压、心率等变化，待症状平稳后嘱患者半仰卧位休息。

第二百二十讲　冰火疗法临床经典案例

陈某某，男，60岁，福建省福州市人。以"吞咽困难4年"为主诉入院。4年前无明显诱因出现头晕，声音嘶哑，吞咽困难，饮水呛咳，并伴左侧肢体无力，就诊于福建医科大学第一附属医院，诊断为脑梗死，经治疗（具体治疗用药不详），患者肢体无力、声音嘶哑等症状好转后出院，但患者吞咽困难未见明显改善，于2011年3月17日行经皮内镜下胃造瘘术，术后造瘘管管饲营养液，为进一步治疗吞咽困难，特来求治。采用冰火疗法治疗两个疗程后，患者能经口进食少量香蕉、鸡蛋羹等食物。

陈某，女，54岁，辽宁省营口市人。以"言语不利、吞咽困难1月"为主诉。1月前无明显诱因突然出现头晕、言语不利、饮水呛咳，右侧肢体活动不利，伴恶心、呕吐，无头痛、视物模糊，送至当地医院求治，查头颅MRI示：脑干梗死、多发腔隙性脑梗死。具体治疗用药不详，上述症状好转后出院，遗留言语不利、吞咽困难，留置鼻饲管，为进一步治疗，特来求治。采用冰火疗法治疗两个疗程后，患者成功拔除鼻饲管，经口进食可以满足营养供给。

贾某，女，40岁，山西省盂县人。以"头晕、吞咽困难1年余"为主诉。1年前在休息时突然出现头晕、四肢无力、饮水呛咳、吞咽困难，伴恶心，无头痛、呕吐，急至盂县人民医院求治，查头颅CT示：脑梗死不排除（未见结果）。给予抗凝、改善循环、营养神经等药物后，上述症状加重，后留置鼻饲管，长期鼻饲饮食，期间间断口服药物、康复治疗，疗效一般，为行系统中西医诊治，特来求治。采用冰火疗法治疗两个疗程后，患者成功拔除鼻饲管，经口进食可以满足营养供给。

张某某，男，80岁，河南省商丘市人。以"头晕、左侧肢体活动无力20余天"为主诉入院。曾于商丘永城市人民医院查头颅MRI+MRA示：脑桥急性期脑梗死；双侧基底节区陈旧性脑梗死；脑白质脱髓鞘；脑萎缩；脑动脉硬化，左侧大脑后动脉P1段局限性狭窄。时诊断为脑梗死，住院治疗（具体治疗不详）。症状改善不明显，仍见吞咽困难、饮水呛咳，特来求治，时诊断为中风、急性脑梗死，住院治疗。给予神经内科基础治疗，同时配合冰火疗法联合咽三针治疗。2个疗程后，患者症状明显改善，自我感觉吞咽顺畅，声音较清晰，进食轻松，饮水不再呛咳；3个疗程后患者可下床活动，正常进食，饮水不呛咳。图3-1为治疗前后VFSS检查结果对比。

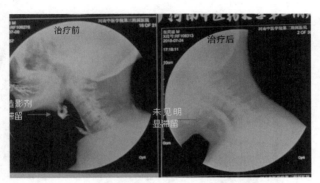

图 3-1　患者张某某治疗前后 VFSS 检查对比

康某某，女，67岁，河南省南阳市人。以"头晕、左侧肢体活动无力4天，加重伴饮水呛咳1天"为主诉入院。曾于南阳社旗县人民医院查头颅 MRI+MRA 示：脑桥梗死。时诊断为脑梗死，住院治疗（具体治疗不详），疗效不佳，左侧肢体无力进行性加重，伴有吞咽困难、饮水呛咳，遂来求治。时诊断为中风、脑梗死，住院治疗。给予神经内科基础治疗，同时配合冰火疗法联合咽三针治疗。1个疗程后，患者症状明显改善，自我感觉吞咽顺畅，声音清晰，进食轻松，饮水偶有呛咳；2个疗程后患者可下床活动，正常进食，饮水不呛咳。图3-2为治疗前后VFSS检查结果对比。

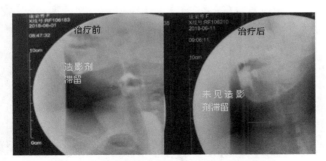

图 3-2　患者康某某治疗前后 VFSS 检查结果对比

耿某某，女，63岁，河南省柘城县人。患者以"突发言语不利、左侧肢体麻木无力4天"为主诉入院。伴有吞咽功能障碍、饮水呛咳。入院查头颅 MRI 示：右侧脑桥急性期-亚急性期腔隙性梗死；脑 MRA 示：右侧大脑后动脉 P2、P3 段管腔多处狭窄；大脑前循环变异。诊断为中风、脑梗死。给予神经内科常规治疗外，配合冰火疗法联合咽三针治疗。入院时吞咽功能洼田饮水试验评为4级；1个疗程后，洼田饮水试验评为2级；2个疗程后，洼田饮水试验评为1级，正常吞咽。图3-3为治疗前后 VFSS 检查结果对比。

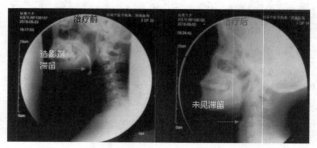

图 3-3　患者耿某某治疗前后 VFSS 检查结果对比

第四章
其他治疗篇

第二百二十一讲　吞咽困难患者发生误吸该怎么办

吞咽困难患者或多或少存在一定的显性误吸或隐性误吸，一旦发生误吸，要让患者尽力咳嗽排出误吸的食物、痰液，如果不能咳嗽排出，要借助吸痰器等工具将食物或痰液吸出；倘若误吸严重，导致呼吸困难甚至窒息等情况发生，应该立刻采取海姆立克急救法。操作方法：意识清楚的患者采取立位或坐位，抢救者站其身后，双臂环抱患者，一手握拳，使拇指掌关节突出点顶住患者腹部正中肚脐上部，另一手掌压在拳头上，连续快速向内向上推压冲击 6～10 次，直到异物排除。还可直接行气管插管、手术切开气管畅通呼吸道等急救措施。

第二百二十二讲　吞咽困难患者怎样尽量避免误吸的发生

吞咽困难患者由于吞咽功能下降或吞咽不协调等原因，容易在咽下过程中出现食物进入气管发生误吸，患者选择进食的食物状态以及进食体位不当、进食过急等也会导致误吸；因此，吞咽困难患者在进食前要做好评估，主要进行洼田饮水试验评估和摄食评估等，通过评估制定合适的个人饮水–摄食方案；在食物选择方面，应以半流质为主，水分尽量混合在半流质食物中；患者应选择合适的进食体位；给患者营造一个安静舒适的进食环境，并选择在患者情绪稳定时进食；在日常生活中可以坚持做吞咽康复训练操，加强吞咽功能锻炼，尽量减少或避免误吸的发生。

第二百二十三讲　吞咽困难患者合并吸入性肺炎该怎么办

吸入性肺炎是吞咽困难患者最常见的并发症之一，吞咽困难患者平时尽量通过合理的康复锻炼、饮水-摄食评估、合理的营养饮食等方法减少误吸，这样可以尽量减少或避免吸入性肺炎的发生。如果患者发生吸入性肺炎，要即刻停止经口进食，并进行血常规、红细胞沉降率、C反应蛋白和胸部DR或CT等一系列常规检查，确诊后给予正确的药物控制炎症和感染，以及进行对症支持治疗；必要时行气管插管等人工开放气道的方法和纤维支气管镜吸出气管异物、痰液；同时加强营养，提高抵抗力，避免其他并发症发生。

第二百二十四讲　吞咽困难患者合并大量流涎该怎么办

吞咽困难患者由于饮水-摄食功能下降，口腔内容易滞留食物残渣，刺激口腔唾液分泌增多，加之患者唇口部肌群和舌肌功能下降或消失，吐痰反射不能完成，容易出现大量唾液滞留口腔，影响患者的生活质量和病情恢复。该症状主要见于脑性瘫痪、脑卒中、帕金森病、面瘫、口腔炎症、胃食管疾病、阿尔茨海默病等。在治疗吞咽困难时要重视原发病的治疗，同时定时对患者口腔进行清洁护理，如可选用0.01%氯己定（洗必泰）进行口腔清洁；可选用金银花、菊花、甘草等中药液漱口清热解毒，消肿抗菌；还可配合针刺口面部穴位如地仓、颊车、承浆、下关等；使用胆碱受体阻断药、肾上腺素受体激动剂等药物治疗。另外，严重者可考虑使用神经阻滞技术治疗，如肉毒毒素治疗等。

第二百二十五讲　吞咽困难患者合并营养不良该怎么办

绝大多数吞咽困难患者伴有不同程度的营养不良，因此，对患者进行营养评估，对营养方式及量进行管理很有必要。①要对营养不良患者进行摄食方式的训练治疗，提高患者的摄食能力。②要对患者进行摄入食物状态的调整治疗，让患者摄入密度均匀、黏性适当、不易松散、不粘黏咽和食管黏膜以及色、香、味、温度适中的食物，如糖浆状、蜂蜜状、布丁状等不同稠度的食物，一口进食量要控制在一勺量，不宜过多。③要尽量摄入含能量高的食物，保证蛋白质、脂肪、碳水化合物及水钠平衡等，如可进食瘦肉粥、果汁、牛奶等。另外，对前期完全不能口腔进食的患者，要考虑鼻饲胃管进食，同时联合静脉营养，尽量保证患者身体各种营养需求。

第二百二十六讲　吞咽困难患者合并焦虑、抑郁该怎么办

大多数吞咽困难患者在中后期会出现焦虑、抑郁症状，针对这种情况，首先要对吞咽困难患者的焦虑、抑郁进行评估，了解焦虑、抑郁的程度，引起患者焦虑、抑郁的原因，以及情感、认知和行为各方面的症状，给予患者心理疏导治疗。严重者可结合口服抗焦虑、抑郁药物治疗，同时配合疏肝理气、解郁安神等中药对症治疗。

第二百二十七讲　吞咽困难患者出现心理及情绪改变该怎么办

吞咽困难患者前期不能口腔进食，需要借助鼻饲管进食，患者精神压力很大，无形中会有心理及情绪的改变，患者家属要理解，尽量给予合适的心理疏导以及情感支持；要营造轻松的家庭环境及进食环境，提高患者的进食兴趣；另外，尽量选择能调动患者嗅觉及味觉的食物，刺激患者的进食欲望，提高患者主动进食的意愿。

第二百二十八讲　吞咽困难患者出现脱水现象该怎么办

吞咽困难患者由于摄食不平衡，或出汗过多，或其他疾病导致水分丢失过多或摄入不足等，很容易出现脱水现象；这种情况下，要尽快给患者静脉大量补液，同时进行能量支持治疗。如果不在医院，要及时给患者喂大量生理盐水，同时拨打急救电话送往附近医院，快速纠正水钠失衡及电解质紊乱状态，防止出现脱水后休克现象；最后要找到病因对症支持治疗。

第二百二十九讲　吞咽困难患者伴随肢体障碍该怎么办

脑卒中后吞咽困难患者多数伴有不同程度的肢体运动障碍，针对这类患者，在采取营养神经、改善循环等基础治疗的同时，配合中药及针灸治疗效果更好。可选用活血化瘀通络的方药，如身痛逐瘀汤、补阳还五汤、天麻钩藤饮等辨证加减治疗；针刺头针运动区，上肢选用肩三针、曲池、合谷、后溪等穴，下肢可选用血海、伏兔、足三里、三阴交、悬

钟、丰隆、太冲等穴加减治疗。

第二百三十讲　吞咽困难合并构音、言语障碍该怎么办

脑卒中后吞咽困难患者大多伴有构音及言语障碍，一般与大脑双侧皮质延髓束受损和延髓部舌咽神经、迷走神经及舌下神经运动核受损有关。除针对原发病进行基础治疗外，还可进行综合康复治疗，如使用大量营养神经药物进行穴位注射，同时配合中医特色冰火疗法、咽三针疗法、针刺头部言语区和运动区及言语康复训练治疗等，对患者有显著疗效。

第二百三十一讲　吞咽困难患者出现进食缓慢该怎么办

吞咽困难患者出现进食缓慢时，要进行综合分析评估，分型治疗。如果是口准备阶段吞咽困难，主要表现为食团形成障碍，吞咽不能或延迟等，一般是唇口部及面颊部肌群无力所致，治疗要以恢复该部位的神经、肌肉功能为主，可采用中医针刺疗法，如针刺地仓、颊车、下关、承浆等穴位，同时配合穴位药物注射，结合唇口部及面颊部肌群康复训练操锻炼，一般能取得良好效果。如果是口自主阶段吞咽困难，以舌肌、颊肌功能障碍为主，主要表现为食团推进障碍，分次吞咽，吞咽启动困难等，治疗除以上方法外，可配合中医冰火特色疗法、咽三针疗法等，都能取得良好效果。如果是喉咽阶段吞咽困难，以舌咽肌、环咽肌、咽缩肌等功能障碍为主，主要表现为咽部食物咽下困难、多次吞咽仍有滞留、吞咽不协调，严重者出现呛咳、误吸等，针对这种情况，一般采用冰火疗法、咽三针疗法、环咽肌球囊扩张术、神经阻滞疗法等治疗，同时配合喉咽部吞咽康复操训练、营养支持治疗等。临床上，该类患者通过综合治疗也能取得较好的疗效，从而改善生活质量。

第二百三十二讲　吞咽困难患者出现咀嚼、吞咽疲劳该怎么办

吞咽困难患者出现咀嚼、吞咽疲劳，一般为唇口部及面颊部肌群无力，神经支配功能下降所致，治疗要以恢复该部位的神经、肌肉功能为主，可针刺地仓、颊车、下关、承浆等穴位，同时配合穴位药物注射，结合唇口部及面颊部肌群康复训练操锻炼，提高患者的咀嚼功能。同时

可配合中医特色冰火疗法、咽三针疗法等，刺激恢复神经的兴奋性，提高、诱发吞咽功能。如果是老年人或痴呆患者，除治疗外，平时可以常做吞咽困难预防保健操，提高吞咽功能，预防吞咽困难发生。

第二百三十三讲　吞咽困难患者进食后出现呕吐该怎么办

吞咽困难患者进食后出现呕吐时，首先要明确引起呕吐的原因，如果是因为进食困难出现呕吐，要对患者进行摄食评估和摄食训练治疗，恢复患者的吞咽功能，从而治疗进食后呕吐；如果患者有胆汁反流性食管炎等消化系统疾病，要针对引发呕吐的基础疾病进行治疗；如果是脑卒中患者进食后出现呕吐，要进行全面系统的检查，尽量排除颅内高压的可能，及时找到呕吐的原因，控制病情。

第二百三十四讲　吞咽困难患者伴随展神经、面神经麻痹该怎么办

吞咽困难伴随展神经、面神经麻痹常见于脑桥损伤后假性延髓麻痹，除进行恢复吞咽功能的常规治疗外，还要针对展神经、面神经麻痹引起的面瘫、肌痉挛等进行治疗。一般采用中医特色针刺治疗，针刺下关、颊车、地仓、阳白、丝竹空、头维、合谷、外关等穴，针对重点穴位注射鼠神经药物治疗；还可以配合口服中药治疗，都能取得良好疗效。

第二百三十五讲　吞咽困难患者进食出现呛咳应该怎样急救

吞咽困难患者进食时一旦出现呛咳，首先立即停止进食，让患者尽量通过咳嗽把食物咳出，或进行吸痰、排痰处理，排出残存的食物及痰液；如果呛咳严重，咳嗽反射弱不能排出残留物，导致呼吸困难，应立即采用海姆立克急救法进行抢救。

第二百三十六讲　脑卒中后吞咽困难的具体诊治原则是什么

首先要针对脑血管疾病进行正确诊断及治疗，一般采取神经内科基础治疗，遵循超早期治疗、个体化治疗以及整体治疗的原则。具体包括

动静脉溶栓、抗血小板治疗、抗凝治疗、脑保护治疗以及紧急血管内治疗等，同时监测血压，预防感染和出血等。针对吞咽困难，首先要进行全面评估，包括吞咽饮水评估、摄食评估、言语评估、营养状况评估、智力精神评估等，综合评估后可以制定个体化治疗方案。

第二百三十七讲　脑卒中后吞咽困难的治疗目标是什么

（1）保证脑卒中患者的营养及水分供给。

（2）预防误吸、肺炎等相关并发症。

（3）通过综合治疗和康复训练尽量促进吞咽功能恢复。

（4）尽可能改善患者的生活质量。

（5）预防患者出现精神、心理等潜在情绪方面的问题。

第二百三十八讲　脑卒中后吞咽困难的具体治疗策略有哪些

（1）调整进食姿势，采取正确的进食体位。

（2）调整食物状态，增加经口进食的安全性。

（3）选用低风险进食方式及代偿策略预防误吸、呛咳等并发症。

（4）监控经口进食量，预防脱水的发生。

（5）补充饮食及静脉营养等，保证足够的营养量。

（6）对于不能吞咽的患者采取管饲等。

（7）针对不同程度及不同发病机制的吞咽困难进行不同的康复治疗。

第二百三十九讲　脑干损伤患者伴有吞咽困难该怎么办

脑干损伤一般为急危重症，因此，当患者发生脑干损伤伴吞咽困难时，须尽最大可能挽救患者生命，解决患者吞咽困难症状及其他并发症。

（1）脑桥卒中　治疗主要包括改变进食姿势，如低头吞咽、转头吞咽（向患侧转头姿势），后期可进行吞咽康复操锻炼；也可采用温度触觉刺激增加口咽肌肉的张力，如冰火疗法等；还可通过按摩、针灸等方法降低面颊及颈部肌肉的张力；如果环咽肌不开放或开放不全，应首选球囊扩张治疗。

（2）延髓卒中　采用温度触觉刺激有一定疗效，如冰火疗法、单纯柠檬水冰刺激等。如果舌肌功能正常，可以训练舌的运动将口腔食物运送至咽。

第二百四十讲　脑干损伤患者伴有吞咽困难，除常规治疗外还有什么注意事项

脑干型吞咽困难除常规遵循适应证治疗外，还要随时间变化、病情改变做相应调整。

（1）气管切开术后的患者，吞咽各个时期必须仔细评估，还应该建立个人治疗档案，并采取不同的治疗方案。

（2）轻度脑神经损伤患者，应告知其较重度患者有更好的生理恢复基础，让患者树立信心，并鼓励其坚持吞咽康复训练。

（3）不能行走的患者，应配合肢体运动障碍治疗及康复训练。应对患者的呼吸、脉搏、血压、心率等生命体征定时进行监测。

第二百四十一讲　大脑皮质受损伴有吞咽困难该怎么办

除针对神经疾病引起的吞咽困难进行常规治疗外，可针对不同受损部位强调个体化治疗。

（1）左侧大脑皮质受损　治疗可采用增强感觉刺激的方法，如加强食物的味道、增加汤匙压舌的力量和温度触觉刺激，都可以促进吞咽速度的提升。

（2）右侧大脑皮质受损　治疗针对咽期吞咽延迟，可要求患者压低下颌进食，也可采用温度触觉刺激法，还可采用声门上吞咽法和超声门上吞咽法来保护呼吸道，也可以进行喉上抬活动度训练。还要及时纠正患者的认知障碍和注意力不集中等问题。

（3）皮质下受损　治疗以改善咽期启动障碍为主，喉部和舌肌活动度训练也有助于吞咽功能的恢复。另外，结合中医咽三针疗法、头针疗法、冰火疗法等特色治疗也能起到很好的治疗效果。

第二百四十二讲　帕金森病患者伴有吞咽困难该怎么治疗

帕金森病出现吞咽困难很常见，尤其以口咽期吞咽困难最常见。据

统计，75%以上的帕金森病患者存在口咽期吞咽困难。僵硬和运动徐缓常出现在吞咽的随意阶段。言语功能受损、下颌关节活动度下降、头颈姿势异常多导致口腔期及咽期吞咽困难。因此，针对口腔期及咽期的治疗是对帕金森病患者吞咽困难的治疗重点。

（1）药物治疗　通常给予左旋多巴治疗。根据药效时间，可尝试药物治疗配合进餐时间来共同改善吞咽功能，一般在药效发挥达最大时进餐。

（2）吞咽功能训练　主要包括唇口部肌群训练、咽部肌群训练以及吞咽协调度整合训练等，均可参照吞咽康复操训练。

（3）认知训练　帕金森病晚期的患者多伴有认知功能障碍，认知训练可改善患者认识能力、言语障碍和吞咽困难的自知力，促进患者主动参与治疗有较大帮助。

（4）联合中药治疗　可选用填精益髓、开窍利咽的中药，如熟地、黄精、何首乌、鹿角胶、桔梗、射干、玄参等。

第二百四十三讲　痴呆患者伴有吞咽困难该怎么办

痴呆引起吞咽困难多由于吞咽的感觉缺失和认知障碍，导致口腔推送期延长及吞咽的运动功能下降，致使食团的形成和咀嚼发生困难。因此，针对这类吞咽困难患者，在积极治疗原发病的基础上，还应采取维持最佳吞咽功能，保持足够的营养，防止脱水、误吸等治疗原则。

（1）认知训练　可以选择色、香、味俱全、黏稠度适宜的食物，让患者感兴趣并能够接受；改变进食环境、加强进食监督，进行口头提示或演示等，最大可能地进行意识控制，提高患者的认知能力以配合进食。

（2）吞咽训练　对患者进行吞咽评估，根据其存在的具体问题采取不同摄食训练，包括准备特殊食物、限制食物种类、改善食物味道、尽可能保证正常进食体位等。间接训练包括唇口部肌肉、舌肌训练及颈椎活动度训练等。

（3）中医特色治疗　可采用面部及咽部穴位针刺治疗，以及智三针、四神丛、百会等头部穴位治疗；采用冰火疗法重点刺激口腔、咽腔；配合益智填髓开窍的中药治疗等。

（4）维持营养和水、电解质平衡。

（5）不同类型痴呆导致的吞咽困难要分型而治，重视原发病和基础病的治疗。

（6）无论采用上述哪种治疗方法，均要在最安全的范围内操作。

第二百四十四讲 阿尔茨海默病和血管性痴呆伴随吞咽困难分别怎样治疗

（1）阿尔茨海默病伴吞咽困难 临床中多表现为口腔推送食物时间延长（通常超过 5 秒），多与患者对食物的感知觉、味觉和嗅觉功能下降，口腔期启动时间长有关。因此，在治疗该类吞咽困难时，除前述常规治疗外，还要重点治疗口腔期症状，通过良性刺激提高患者的吞咽感知觉、味觉及嗅觉，缩短口腔推送食物时间。

（2）血管性痴呆伴吞咽困难 在临床中多表现为吞咽半固体食物时咀嚼和食团形成困难，同时，较阿尔茨海默病患者，其咽喉部功能下降明显，更易出现误吸。因此，治疗多以提高咀嚼肌群和舌咽肌群的功能为主，同时重视原发脑血管疾病的治疗。

第二百四十五讲 脑损伤患者伴随吞咽困难该怎么办

脑损伤患者伴吞咽困难多表现为口咽期吞咽困难突出，尤可见口腔推送延迟、咽期吞咽延迟或消失；部分患者出现舌控制及前后运动能力下降；少部分患者出现咽收缩力下降，会厌折返程度降低，出现咽期吞咽前误吸及渗漏等。因此，治疗时要对患者系统评估，针对不同期的不同表现，采取更为恰当的治疗方法。另外，可对该类患者进行行为干预治疗，包括食物调配、进食姿势调整、进食方式改变和行为代偿，积极进行唇口、舌体、舌根和喉部的抗阻力训练。如果伴随认知功能、交流及行为障碍，需综合多种治疗模式进行系统治疗。

第二百四十六讲 肌萎缩侧索硬化伴随吞咽困难该怎么办

肌萎缩侧索硬化病因不明，病情多呈进行性加重，据相关研究显示，25% 的患者起病时出现皮质延髓束受损，表现吞咽困难症状并进行性加重。

（1）表现 ①口腔期：主要表现为舌运动减弱，不能有效地咀嚼和控制食物，唇闭合功能下降，导致流涎、食物溢出口腔等。②咽期：主要表现为吞咽能力下降，吞咽启动延迟、咽缩肌收缩无力、喉上抬无力，吞咽后会厌谷和梨状隐窝残留，继之出现渗漏和误吸。后期患者因肌无力加重出现进行性吞咽困难，导致营养不良、体重下降等。

（2）治疗　以恢复舌肌伸缩、上抬功能，恢复咽部肌肉、神经功能，以及并发误吸、呛咳的处理为主。①结合冰火疗法，重点在舌根部、软腭周围给予冰刺激提高周围神经敏感度，从而加强吞咽反射的诱发。②加强咽喉部艾灸温热刺激，疏通咽部经络，利咽开窍。③咽三针局部刺激提高吞咽功能。④加强舌肌和咽部肌群的吞咽康复操训练。⑤如果出现误吸、呛咳可采取相应的措施处理。肌萎缩侧索硬化多预后不良，后期患者多死于呼吸肌麻痹或肺部感染。

第二百四十七讲　肌病伴随吞咽困难该怎么办

肌病如重症肌无力、多发性肌炎、咽炎性萎缩等，是由于肌肉本身病变，使吞咽功能受损，从而出现吞咽困难。针对此类吞咽困难，治疗以改善症状为主，使患者达到较好的吞咽功能状态及生活质量。在药物治疗方面，可给予激素、免疫抑制剂、胆碱酯酶抑制剂等。代偿治疗可进行食物性状、进食姿势、进食方式调整以及配合康复训练，也要进行言语功能训练。

第二百四十八讲　多系统萎缩伴有吞咽困难该怎么办

多系统萎缩是一种病因不明的渐进性神经退行性疾病，多伴有吞咽困难。主要表现为口腔难以保持和传送食团，口腔运送延迟，咽清除能力下降，喉抬升和食管蠕动障碍，咽收缩不足导致食团残留于梨状隐窝，食管上括约肌收缩弛缓。治疗方法如下。

（1）口腔期吞咽困难　可给予冰火疗法，重点给予口腔内、舌冰刺激和唇口部、面颊部肌群及舌肌的康复训练，也可配合局部针灸治疗。

（2）咽喉期吞咽困难　可对进食体位进行调整，并改变食物性状，如选择更柔软的食物，也可以做咽喉部吞咽康复操、冰火疗法局部温灸刺激等。必要时给予患者气管插管和留置鼻饲管，以改善呼吸和吞咽困难。

第二百四十九讲 多发性硬化伴有吞咽困难该怎么办

多发性硬化患者晚期多伴有吞咽困难，主要表现为触发咽部吞咽反射延迟，食物送至咽喉部仍不能激活吞咽反射；喉部抬高不足或舌根回缩幅度减小，导致食物残渣滞留口咽部，增加误吸风险。因此，治疗时首先要进行吞咽评估，保证吞咽的安全性。该类患者的吞咽治疗目标是最大限度地维持正常饮食，提升吞咽过程的安全性和有效性。治疗策略主要包括改变进食姿势、吞咽前口咽部感觉刺激、训练对吞咽过程的自主控制、锻炼口咽运动范围、协调吞咽连贯性等。

第二百五十讲 智力障碍伴随吞咽困难该怎么办

此类患者多因为认知功能下降，不知道摄食和吞咽。因此，治疗重点除恢复其智力外，同时进行认知训练；可以选择色、香、味俱全、黏稠度适宜的食物，让患者感兴趣并能够接受，改变进食环境、加强进食监督，进行口头提示或演示等，最大可能地进行意识控制，提高患者的认知能力以配合进食。

第二百五十一讲 延髓麻痹伴随吞咽困难该怎么办

延髓麻痹又称真性球麻痹，是延髓部舌咽、迷走、舌下神经运动核损伤所致，主要表现为吞咽、发音、言语、伸舌困难，同时伴随舌肌萎缩、舌肌肌束震颤、咽反射消失，多见于吉兰-巴雷综合征等。治疗方法如下。

（1）病因治疗 针对原发病积极治疗。

（2）人工营养、支持治疗 视病情进食流质、半流质食物或软食等，同时选择合适的进食体位，尽量采用坐位、半卧位，以不呛咳为原则，少食多餐，满足热量及全面营养需求；必要时进行鼻饲管或胃造瘘术治疗；给予静脉营养保证糖类、脂肪、氨基酸的供给及电解质和微量元素等平衡。

（3）中医特色治疗 冰火疗法重点冰刺激舌根、舌体、软腭及口腔部，咽三针、头针运动区治疗，中药治疗等。

（4）康复操训练治疗　以舌肌运动、咽喉部肌群运动、构音言语训练为主。

（5）进行心理情感疏导。

第二百五十二讲　假性延髓麻痹伴随吞咽困难该怎么办

假性延髓性麻痹是双侧上运动神经元损伤（主要是运动皮质及其发出的皮质脑干束损伤），使延髓运动性脑神经核——疑核以及脑桥三叉神经运动核失去上运动神经元的支配发生中枢性瘫痪所致，主要临床表现为吞咽、发音、言语障碍，强哭强笑，伸舌困难等，但没有舌肌萎缩，一般咽反射存在，多见于脑血管疾病。如果大脑皮质及皮质下受损，常可伴有感觉、运动、智力、情感等皮质功能障碍；若脑桥受损，多伴有展神经、面神经麻痹。治疗方法如下。

（1）病因治疗　针对原发病积极治疗。

（2）人工营养、支持治疗　视病情进食流质、半流质食物或软食等，同时选择合适的进食体位，尽量采用坐位、半卧位，以不呛咳为原则，少食多餐，满足热量及全面营养需求；必要时进行鼻饲管或胃造瘘术治疗；给予静脉营养保证糖类、脂肪、氨基酸的供给及电解质和微量元素等平衡。

（3）中医特色治疗　冰火疗法重点冰刺激口腔部及舌体、舌根、腭弓等，咽三针配合唇口部、面颊部穴位治疗，头针运动区治疗，智三针结合颈针治疗，中药口服治疗等。

（4）康复操训练治疗　以舌肌运动、咽喉部肌群运动、构音言语训练为主。

（5）进行心理情感疏导。

第二百五十三讲　核下性吞咽困难该怎么办

核下性吞咽困难又称周围性吞咽困难，为舌咽、迷走、副、舌下神经周围性损伤所致的吞咽困难，多无肢体感觉、运动障碍。治疗以恢复与吞咽有关的神经功能为主。治疗方法如下。

（1）病因治疗　针对原发病积极治疗。

（2）人工营养、支持治疗　视病情进食流质、半流质食物或软食等，同时选择合适的进食体位，尽量采用坐位、半卧位，以不呛咳为原则，少食多餐，满足热量及全面营养需求；给予静脉营养保证糖类、脂肪、氨基酸的供给及电解质和微量元素等平衡。

（3）中医特色治疗　咽三针治疗，重点对舌咽神经、迷走神经及舌下神经进行良性刺激；鼠神经药物穴位封闭治疗，营养并恢复神经功能。

（4）康复操训练配合心理情感疏导。

第二百五十四讲　神经-肌肉接头病变引起吞咽困难该怎么办

神经-肌肉接头病变引起的吞咽困难，主要临床表现为吞咽相关的肌肉无力，晨轻暮重，吞咽无力或吞咽缓慢，严重者可出现呼吸困难等症状。治疗主要给予药物胆碱酯酶抑制剂、肾上腺皮质激素冲击治疗、免疫抑制剂治疗、大剂量静脉注射免疫球蛋白等。如果病情中晚期出现呼吸困难等急危重症，应立即进行气管插管或气管切开，使用人工呼吸器辅助呼吸等。

第二百五十五讲　吞咽困难患者进食哪些性状的食物比较安全

目前，吞咽困难患者进食安全性也是临床关注的重点，食物的质地和液体增稠已成为吞咽困难进食管理的基础，可补偿咀嚼困难或疲劳，提升吞咽安全性和避免窒息；对经口进食未发生明显误吸且能保证足够营养摄入的患者，可以采取经口进食。但是要对吞咽困难患者做好吞咽评估，分级摄食，做到最大限度地安全进食。进食食物黏稠度分级如下。①1级：进食轻微浓稠（花蜜状）。②2级：进食中度浓稠（蜂蜜、糖浆状）。③3级：进食中度浓稠（蛋奶糊状）。④4级：进食非常浓稠度（布丁状）。食物的性状质地分级如下。①1级：质地柔软（爽滑、倾斜可流出、质地均一）。②2级：质地细碎且湿润（爽滑、质地均一）。③3级：质地爽滑的浓流质（浓稠、爽滑、质地均一、水果汁类）。根据患者的吞咽功能评估选择适合的食物质地。

第二百五十六讲　吞咽困难患者如何保证膳食平衡

吞咽困难患者应尽量保持饮食的相对平衡，以选择摄食种类为主。主要进食种类如下。①粮食和豆制品类。②蔬菜和水果类。③奶类和奶制品类。④鱼、肉、蛋类。⑤油、盐、糖类。在中国，有专家建议，前4类食物每日摄入的数量和比例是：粮食和豆类400~500g，比例为10∶1；蔬菜和水果摄入量为300~400g，比例为8∶1；奶类和奶制品类摄入量为200~300g；鱼、肉、蛋类摄入量为100~200g。吞咽困难患者选择食物时可参考以上比例进行配制、加工。但在实际临床中，不能严格按照这个标准配制饮食，保证吞咽困难患者安全有效地咽下食物是关键问题。

第二百五十七讲　舌肌型吞咽困难该怎么办

舌肌型吞咽困难主要表现为舌肌功能活动受限或舌肌萎缩导致不能吞咽，主要见于延髓麻痹、舌咽神经炎、舌咽神经损伤等。治疗以恢复舌肌功能为主，如冰火疗法重点冰刺激舌体、舌根部、软腭、颊部；金津、玉液点刺放血；吞咽康复操舌肌主被动训练。伴有流涎、痰多的患者注意定时口腔清理和促排痰；多选择稀稠或中稠、爽滑、均一的食物等。

第二百五十八讲　环咽肌型吞咽困难该怎么办

环咽肌是食管上括约肌的主要组成部分，正常静息状态下，环咽肌有一定张力，关闭食管入口，吞咽时松弛，有利于食物通过。当发生神经源性功能障碍、环咽肌纤维化或特发性环咽肌失弛缓，导致吞咽时环咽肌不能及时放松时，就发生环咽肌功能障碍。临床主要症状是吞咽困难，伴有吞咽疼痛、呼吸困难、咳嗽和鼻腔反流，严重时会发生误吸、吸入性肺炎、体重下降甚至危及生命。目前治疗主要有环咽肌松解术、肉毒毒素注射、球囊导管扩张术，以及针灸、口咽肌训练、电刺激等康复训练治疗。张金生教授在前人研究基础上，运用传统中医理论结合现代技术，创新采用冰火疗法联合咽三针，配合球囊扩张治疗该型吞咽困难，疗效显著。

第二百五十九讲　环咽肌切开术适合哪些吞咽困难的治疗

环咽肌切开术仅适合存在环咽肌开放功能障碍的患者，具体如下。①延髓型脊髓灰质炎引起的严重咽下困难。②运动神经元病、进行性吞咽困难而舌的运动和呼吸功能正常者。③迷走神经高位病变致环咽肌失弛。④声门上癌、舌根癌切除后，切开环咽肌可防止误吸发生。

第二百六十讲　甲状腺摘除术后伴有吞咽困难该怎么办

甲状腺摘除术容易损伤迷走神经、喉返神经等，从而导致言语障碍、吞咽困难等症状。因此治疗以恢复局部神经功能为主，主要采用冰火疗法刺激及咽三针治疗，恢复神经灵敏度及功能。术后局部形成瘢痕增生也容易影响咽喉部肌群的协调性，因此，也可以配合吞咽康复操，重点训练咽喉部肌群。

第二百六十一讲　胃食管反流性疾病引起吞咽困难该怎么办

胃食管反流性疾病引起吞咽困难，主要是由于胃酸或十二指肠内容物不受限制地通过食管下括约肌进入食管，引发食管黏膜炎症、糜烂、溃疡和纤维化等病变，常合并食管炎，出现反酸、胃灼热、呃逆等不适症状，从而影响整个吞咽过程，导致吞咽困难。因此，在治疗此类患者时，应针对胃食管原发病。

（1）病因治疗　针对引发胃食管疾病的不同因素，采取不同的治疗手段。

（2）药物治疗　针对出现反酸、胃灼热、炎症、疼痛等症状的患者，采取不同的联合疗法。例如，使用常规制酸药碳酸氢钠、碳酸镁等；组胺受体阻断剂如西咪替丁、法莫替丁等；质子泵抑制剂如奥美拉唑、泮托拉唑等；同时可以联合使用促胃肠动力药如多潘立酮、莫沙必利等；出现吞咽困难肌无力时还可联用溴吡斯的明等抗胆碱酯酶药。

（3）中医治疗　采用健脾和胃、祛痰除湿、降气利咽的中药治疗。

（4）饮食调理　少摄入或不摄入高脂肪食物、巧克力、酒精、薄荷糖、咖啡因、尼古丁等；多食低脂低糖、谷类、豆类及蔬菜等清淡食物。

（5）疾病后期出现器质性损伤如食管癌等，要考虑手术治疗。

第二百六十二讲　舌咽神经炎患者出现吞咽困难怎么办

舌咽神经炎患者出现吞咽困难，临床多表现为舌咽肌失用，出现吞咽无力、咽期启动不能、食物进入气道、味觉下降等，中后期出现舌肌挛缩、伸舌困难、裹食不能伴大量流涎等。除针对神经炎治疗外，还要积极恢复舌咽肌的功能，改善临床症状，提高患者生活质量等。采用冰火疗法联合咽三针治疗效果明显，同时配合吞咽康复训练操，加强口腔部护理，都能取得较好的效果。

第二百六十三讲　脑卒中急性期合并吞咽困难该怎么办

脑卒中急性期患者在治疗时，一般采取对症治疗，尽最大可能挽救患者生命，维持患者生命体征，处理并发症等。一旦出现吞咽困难，在控制生命体征平稳后，给患者鼻饲管进食，保证食物、药物等营养支持，还应给予大量静脉营养，保证患者身体营养需求。通常情况下，在一周内部分患者吞咽功能可自动恢复，但急性期患者仍存在多种吞咽困难危险因素，如营养不良、误吸、肺炎甚至呛咳窒息、死亡等。在临床中，应采取相关的治疗手段和策略进行有效治疗，最大可能地恢复患者吞咽功能，提高患者生活质量。

第二百六十四讲　脑桥卒中伴有吞咽困难该怎么办

脑桥卒中通常导致肌张力增高，可造成咽期吞咽延迟或消失、单侧痉挛性咽壁瘫痪，以及喉上抬不充分合并环咽肌失弛缓等功能异常。因此，治疗时重点恢复咽期吞咽功能和协调性，恢复咽壁功能，同时对环咽肌失弛缓进行评估和规范治疗。冰火疗法联合咽三针治疗能取得较好效果，同时配合咽喉部吞咽康复训练操以及口服中药等综合治疗，均能取得良好效果。

第二百六十五讲　鼻咽癌术后合并吞咽困难该怎么办

鼻咽癌术可导致鼻咽部周围神经功能失用，加上放化疗后周围组织容易受到新的损伤，肌肉形成瘢痕、增生等，均可引起患者局部感觉障碍、言语障碍、吞咽困难等，甚至导致鼻腔反流、呛咳、误吸等危险发生。治疗应尽可能使患者的吞咽功能恢复病前的状态，尽量减少放化疗等导致的副作用，并尽量经口进食，避免气管造口、避免器械替代等。

可采用言语康复指导训练，恢复言语功能，同时配合吞咽康复操强化训练，恢复其吞咽功能及协调性；也可以采用冰火特色治疗，恢复口咽部肌群、舌肌的功能及灵敏度；采用咽三针局部治疗，加强并提高局部神经功能；另外，还要做好并发症的处理，如误吸、呛咳、肺炎以及营养不良等。

第二百六十六讲　延髓卒中伴随吞咽困难该怎么办

延髓部的神经核与吞咽功能有较多关联，背侧的孤束核与口、咽、食管的协调运动相关，侧重于协调吞咽与呼吸动作；受损时可引起较重吞咽困难如环咽肌失弛缓，进食时出现呕吐、反流、严重误吸等。延髓腹侧疑核受损会使控制软腭、舌基部、咽、喉的横纹肌活动障碍，主要临床表现为咽肌麻痹、咽阶段延长，甚至出现咽反射消失、吞咽费力、食物滞留咽部、呛咳、误吸等。因此，在治疗时应以恢复延髓受损的神经核功能，恢复咽部肌群、软腭的收缩和协调功能为主，同时通过摄食评估、康复评定等，调整食物性状、质地、黏稠度及进食体位，避免呛咳、误吸等。综合治疗一般能提高患者生活质量，但严重吞咽困难者需进行手术治疗。如果神经受损较轻，治疗及时，方法得当，并发症处理及时，一般能取得较好的效果；如果双侧咽肌麻痹，咽阶段延长，吞咽困难重，持续时间长，又未及时治疗，其后期恢复时间较长，可持续半年甚至数年等。

第二百六十七讲　吞咽困难患者平时应监测评估哪些项目

重症吞咽困难患者应随时监测呼吸、脉搏、血压、心率、血氧饱和度、颅内压及意识状况等；度过危险期的吞咽困难患者要定时监测心电图、血常规、C反应蛋白、红细胞沉降率、尿常规、白蛋白、肝肾功能、电解质、凝血功能以及肺部DR或CT等，平时要做好吞咽功能评定、摄食评估、营养评估及康复评估等，制定更为有效的个体治疗方案。

第二百六十八讲　吞咽困难患者存在哪些并发症及危险因素

吞咽困难患者常见误吸、吸入性肺炎、营养不良、电解质紊乱、流涎、呕吐等并发症；如果长期卧床，患者还会出现压疮、肌肉萎缩、肢体失用等；还可能出现严重的焦虑抑郁、心理情感障碍以及认知、记忆功能等下降，甚至出现误吸后呛咳窒息、感染、死亡等危险。

第二百六十九讲　舌肌萎缩伴随吞咽困难该怎么治疗

舌肌萎缩多造成口咽期吞咽困难，治疗以恢复舌肌的功能为主。采用冰火疗法用冰棒刺激舌体、舌根、腭咽弓等部位；咽三针刺激舌咽神经、迷走神经及舌下神经等以恢复神经功能；采用康复训练操的重点在于舌肌主被动训练。综合以上方法治疗能取得较好效果。

第二百七十讲　咀嚼无力导致的吞咽困难该怎么治疗

咀嚼无力导致的吞咽困难常表现为口腔前期咀嚼障碍，多见于面神经、三叉神经损伤以及帕金森病、痴呆患者。可采用针灸治疗，主要取唇口部、面颊部穴位进行针刺；还可采用冰火疗法，重点用冰刺激唇口部、面颊部；做吞咽康复操，重点训练唇口部、面颌部等。另外，智力障碍可配合药物、按摩、暗示、安慰等疏导治疗。

第二百七十一讲　中医有哪些特色疗法治疗吞咽困难、饮水呛咳

（1）中医冰火疗法　对脑卒中后假性延髓麻痹口咽期、食管期吞咽困难，舌肌功能障碍，伴有流涎、痰多的患者都有很好的疗效。

（2）咽三针疗法　针对咽肌型吞咽困难，舌肌萎缩失用，舌咽、迷走、舌下神经受损等均有较好的疗效。

（3）头针疗法　针对吞咽运动功能障碍、痴呆、帕金森病以及脑血管疾病等引发的吞咽困难均可很好地改善。

（4）舌针、颈针、面针　对吞咽困难的不同症状均有一定疗效。

（5）中药治疗　如地黄饮子加减治疗脑卒中后吞咽困难疗效显著，利咽开窍、清热解毒药物如桔梗、射干、浙贝母、玄参、冬凌草、金银花、连翘等，均对不同类型的吞咽困难有较大帮助。

（6）吞咽康复操　针对吞咽障碍的不同部位、不同表现进行重点训练，如唇口部训练、舌肌训练、面颌部训练、咽喉部训练、吞咽整合运

动训练、吞咽诱发运动训练、吞咽反射区刺激等。

第二百七十二讲　按摩哪些穴位可以缓解吞咽困难的症状

（1）按摩廉泉、天突、丰隆等穴位，可改善吞咽困难症状，同时有助于排痰。

（2）按摩颊车、地仓、承浆、下关等穴位，可改善吞咽困难唇口部咀嚼肌群无力、流涎等症状。

（3）按揉刺激咽喉反射区，可改善吞咽功能。

（4）按摩合谷、足三里、气海、关元、中脘等穴位，可改善吞咽困难患者气血虚弱、阴阳失衡等症状。

（5）按摩太冲、血海、三阴交等穴位，可改善吞咽困难患者痰瘀阻滞经络导致气血不通的症状。

第二百七十三讲　哪些中药可缓解吞咽困难

（1）桔梗、射干、浙贝母、玄参、冬凌草、甘草、金银花、连翘等清热解毒、祛痰止咳类中药在治疗吞咽困难咽喉红肿、疼痛及痰多等方面有很好疗效。

（2）党参、白术、黄芪、当归、阿胶、白芍等补气养血类中药在治疗吞咽困难气血虚弱等方面有很好疗效。

（3）水蛭、桃仁、红花、牡丹皮、川芎、赤芍、牛膝、蜈蚣、全蝎、僵蚕、蝉蜕等活血化瘀、搜风通络类中药对脑卒中后吞咽困难痰瘀互结、运动障碍的患者有很好疗效。

（4）熟地、生地、白芍、龟板、麦冬、天麻、杜仲、牛膝、鹿角胶、石决明、生龙骨、生牡蛎等中药对脑卒中后吞咽困难肝肾亏虚、肝阳上亢有明显治疗作用。

（5）益智仁、菟丝子、熟地、鹿角胶、石菖蒲、远志等填精益髓、开窍醒神类中药在智力障碍型吞咽困难治疗方面有一定作用。

第二百七十四讲　脑梗死后吞咽困难如何康复治疗

（1）唇口部治疗　①针刺地仓、颊车、承浆等穴位。②噘嘴吹气运动、示齿微笑运动、鼓腮运动训练治疗。③冰火疗法唇口部内、外冰刺激治疗等。

（2）面颌部治疗　①针刺地仓、颊车、承浆、下关、翳风等穴位。②叩齿训练、下颌功能训练、吸吮训练治疗。③冰火疗法面颌部内、外冰刺激治疗。④局部穴位按摩治疗等。

（3）舌肌功能治疗　①冰火疗法冰棒刺激舌体、舌根部、软腭、腭咽弓等。②舌肌功能训练：伸舌、卷舌、左右顶腮、刮舌、舌肌主被动训练治疗等。

（4）喉咽部治疗　①咽三针局部针刺治疗。②冰火疗法局部冰棒刺激联合艾火温灸治疗。③咽喉部肌群训练治疗，包括环咽肌松解、转头伴吞咽、点头伴吞咽、喉上提训练、咽收缩训练、咽内收训练、点头看足尖训练等。

（5）吞咽整合训练　包括吞咽反射诱发运动、空吞咽运动（吞液运动）、颈部牵拉运动等。

（6）吞咽反射区刺激　包括手部、足部、面部、颈部反射区刺激等。

第二百七十五讲　吞咽困难有哪些综合治疗方法

（1）冰火疗法。

（2）吞咽康复训练。

（3）营养饮食指导。

（4）药物配合。

（5）其他疗法　①针灸治疗：咽三针疗法、头针及颈针疗法等。②物理疗法：低频脉冲电疗法、肌电生物反馈疗法等。③环咽肌球囊扩张治疗。④基础训练和摄食训练。⑤手术治疗：胃造瘘术、改善气道防护术、气管切开术、神经阻滞技术、气管和食管分离术、环咽肌切断术等。

第二百七十六讲　针刺哪些穴位对脑卒中后吞咽困难效果明显

针刺廉泉穴、双吞咽穴、治呛穴（咽三针），局部取穴，刺激局部肌肉运动，增加局部血流灌注；针刺百会、四神聪、神庭、上星等穴以及头部喉咽运动反射区，加强反射效应；针刺风池、风府、哑门、翳风等穴，促进脑部血液循环，刺激神经加强兴奋效应。另外，舌根部金津、玉液穴点刺放血，对急性期舌肌型吞咽困难也有明显改善。

第二百七十七讲 针灸治疗吞咽困难有哪些适应证及禁忌证

（1）适应证 针对功能性吞咽困难及某些器质性吞咽困难均可取得疗效，其中神经源性卒中后吞咽困难为最佳适应证。

（2）禁忌证 ①意识不清、痴呆或有精神障碍疾病，无法保持坐位和头部平衡，不能配合检查及治疗者。②合并心、肝、肾和造血系统等严重原发病者。③有严重并发症者，如呼吸衰竭、心力衰竭等。④针刺穴位或穴位附近皮肤有感染者。

第二百七十八讲 咽三针治疗脑卒中后吞咽困难效果如何

咽三针疗法对脑卒中后假性延髓麻痹型吞咽困难、咽肌型吞咽困难、舌肌萎缩失用，伴有言语、构音障碍，以及舌咽、迷走、舌下神经受损导致的吞咽困难等均有明显的疗效。从中医角度讲，此为局部取穴，亦为经脉所过，主治所及之义；从西医角度讲，其直接刺激局部神经，加强兴奋传导，或促使受损的神经修复及再生，从而起到治疗效果。

第二百七十九讲 咽三针治疗脑卒中后吞咽困难有哪些注意事项

（1）针刺前 ①向患者解释针刺注意事项，嘱患者针刺过程中切勿改变体位。②尽量选用短针，避免进针过深。③熟练掌握针刺穴位局部解剖，定位准确，避开大血管、神经。

（2）操作中 ①操作者双手和针刺部位都要进行消毒。②严格按照针刺穴位深浅操作，保证操作安全性。③选穴精准，针刺手法要严格按"抵针取之，留七呼"操作，针刺以捻转泻法为主，忌提插捻转，慎留针。④针刺过程中随时监测患者生命体征，如果出现呼吸困难、咳嗽等不适，立即取针停止操作。

（3）针刺后 ①嘱患者适当自行做简单吞咽康复训练。②每治疗一个疗程可以适当休息1~2天，再继续下一个治疗疗程。

第二百八十讲　咽三针治疗脑卒中后吞咽困难安全性如何

咽三针取穴局部解剖复杂，周围覆盖动静脉、某些神经及分支，操作有一定的风险，对操作者要求严格，必须熟练掌握穴位局部解剖结构，定位准确，操作时避开大血管、神经及气管等；针刺深度要严格按照规定进针。

第二百八十一讲　咽三针治疗吞咽困难的优势有哪些

（1）理论特色　《针灸甲乙经》记载："咽喉者，水谷之道路也。喉咙者，气之所以上下者也。""会厌者，声门之户也。猝然无音者，寒气客于厌，则厌不能发，发不能下至其机扇，机扇开合不利，故无音。足少阴之脉上系于舌本，络于横骨，终于会厌，两泻血脉，浊气乃辟。会厌之脉上络任脉，复取之天突，其厌乃发也。"张金生教授基于古人之记载描述，结合现代解剖学定位，取"廉泉穴（任脉之穴）、治呛穴（经外奇穴）、吞咽穴（经外奇穴）"为主穴，总结出"咽三针"，对脑卒中后吞咽困难临床疗效显著。

（2）局部取穴优势　针刺近部穴位及神经刺激点穴位能够使被破坏的神经反射弧重新建立起来，使病变神经组织功能逐步恢复。神经组织功能的恢复与病变部位的血液循环得到改善有关。神经反射弧传导通路：针刺感受器（神经刺激点选穴）→传入神经纤维（舌咽神经感觉神经纤维）→中间神经源（延髓）→传出神经纤维（舌咽神经运动纤维、迷走神经运动纤维、舌下神经纤维）→效应器（肌肉）。

（3）疗效特色　临床观察发现，咽三针疗法对脑卒中后假性延髓麻痹型吞咽困难、咽肌型吞咽困难、舌肌萎缩失用，伴有言语、构音障碍，以及舌咽、迷走、舌下神经受损导致的吞咽困难等均有明显的疗效。

第二百八十二讲　咽三针穴位如何定位及主治功效

廉泉穴位于前正中线上舌骨上缘凹陷中，阴维、任脉之会，居于咽部，既可以刺激局部启咽通窍、祛痰散结，又可以调节全身阴经之气以滋阴健脑、通利阴阳。治呛穴属经外奇穴，位于廉泉下约0.3寸，舌骨与甲状软骨上切迹之间。针刺皮肤、甲状舌骨正中韧带及舌骨会厌韧带，达会厌。由迷走神经支配，主治呛咳。吞咽穴属于经外奇穴，位于舌骨与喉结之间，正中线旁开 0.5 寸，平颈 4～5 椎体之间。针经皮肤、皮下组织、颈阔肌、肩胛舌骨肌、甲状舌骨肌后缘，达咽缩肌，内有喉上神经分支。主治吞咽困难，言语不利。

第二百八十三讲 咽三针治疗吞咽困难具体如何操作

①廉泉穴：准确定位后，向舌根方向斜刺 1.5～2.0 寸，行捻转泻法 5～10 秒，不留针。②治呛穴：准确定位后，向舌根方向刺入 0.5 寸，行捻转泻法 5～10 秒，不留针。注意操作过程中发现患者面红、呼吸困难立即出针。③吞咽穴：准确定位后，用押手轻向外推开颈总动脉，针向内侧刺 0.3 寸，行捻转泻法 5～10 秒后出针。注意不可刺入太深，或向外斜刺，以免伤及气管和动脉。

第二百八十四讲 吞咽困难的手术疗法有哪些

在临床实际中，当保守治疗无法缓解吞咽困难时，可以根据原发病及目前适应证选择合适的外科手术疗法，具体如下。

（1）改善进食常用的手术 经皮内镜下胃造瘘术、经皮内镜下胃空肠吻合术、直接经皮内镜下空肠造瘘术等。

（2）改善气道防护术 改善声门关闭的手术、环咽肌切开术等。

（3）气管切开术。

（4）阻滞治疗技术 肉毒毒素治疗、星状神经节阻滞治疗、舌咽神经阻滞治疗等。

（5）气管和食管分离术 声门喉关闭术、会厌瓣膜关闭术、喉支架置入术、喉切除术、环咽肌切断术等。

第二百八十五讲 肌电触发生物反馈疗法适合哪些吞咽困难患者

肌电触发生物反馈疗法可以刺激患者的中枢神经系统，促使潜在性突触激活与再生，主要适用于脑卒中或脑外伤后相关的神经性吞咽困难，VFSS 提示有明确咽部残留的患者，以及舌咽部舌骨上下肌群收缩运动差，局部运动和协调性差的生理性吞咽困难患者。注意：由于本疗法需要患者主动参与，故对于神志不清的患者禁用。

第二百八十六讲　经颅磁刺激治疗适合哪些吞咽困难患者

反复经颅磁刺激疗法可以疏通闭塞的神经传导通路，激发受损的突触再生与重塑，修复损伤的脑组织，从而增强甚至恢复大脑的支配功能，对于以下吞咽困难有较好的疗效。①吞咽困难患者伴有脑卒中后偏瘫、认知障碍、言语障碍。②阿尔茨海默病和帕金森病伴有吞咽困难患者。③吞咽困难患者伴有疼痛如神经痛、偏头痛等。④癫痫患者伴有吞咽困难。⑤吞咽困难伴有抑郁、失眠、焦虑、孤独症患者等。

第二百八十七讲　球囊导管扩张术适合哪些吞咽困难患者

球囊导管扩张术能够刺激咽缩肌收缩从而增加咽腔内的压力，同时挤压球囊促使环咽肌开放，从而改善患者吞咽困难。具体适应证如下。

（1）神经系统疾病导致的环咽肌功能障碍、吞咽动作不协调，咽部感觉功能减退导致的吞咽反射延迟。

（2）头颈部放射治疗导致环咽肌纤维化形成的狭窄；头颈部癌症术后瘢痕增生导致食管狭窄。临床主要表现为患者难以吞咽固体和液体食物，出现进食后食团反流、咳嗽、咽部滞留和误吸等。

第二百八十八讲　球囊导管扩张术有哪些禁忌证

①腔、口腔或咽部黏膜不完整或充血严重、出血者。②呕吐反射敏感或亢进者。③头颈部癌症复发者。④未得到有效控制的高血压或心肺功能严重不全者。⑤食管急性炎症期。⑥其他影响治疗的病情未稳定者等。

第二百八十九讲　环咽肌切断术适合哪些吞咽困难患者及禁忌证

环咽肌切断术适用于各种神经肌肉病变所致的吞咽困难，但是一般在临床上保守治疗无效时，方可考虑手术治疗。

（1）适应证　环咽肌失弛缓、咽食管憩室、神经肌肉病变或脑卒中导致的环咽肌功能障碍、头颈部肿瘤放射治疗后环咽肌功能障碍。

（2）禁忌证　①严重的心肺脑血管病变不能耐受手术者。②头颈部肿瘤患者颈部僵硬或张口困难，不能置入支撑喉镜或憩室镜者。

第二百九十讲　环咽肌切开术适用于哪些种类的吞咽困难

①髓型脊髓灰质炎引起的严重咽下困难。②运动神经元性疾病引起的吞咽困难、进行性吞咽困难，而舌的运动和呼吸功能正常者。③迷走神经高位病变致环咽肌失弛缓。④声门上癌扩大切除，舌根癌切除或口咽广泛切除时，切开环咽肌可以防止误吸发生。环咽肌切开术对吞咽困难治疗结果最终取决于手术指征及原发病，当保守治疗无效时，方可考虑手术治疗。

第二百九十一讲　神经阻滞技术适用于哪些种类的吞咽困难

神经阻滞技术主要适用于涎症、舌咽神经痛伴有吞咽困难等，贲门失弛缓症、食管弥漫性痉挛及其他食管下括约肌高压症等所致吞咽困难者。主要包括肉毒毒素治疗、星状神经节阻滞治疗、舌咽神经阻滞治疗。

第二百九十二讲　肉毒毒素治疗适用于哪些种类的吞咽困难

肉毒毒素又称肉毒杆菌内毒素，是由致命的肉毒杆菌在繁殖过程中分泌的毒性蛋白质，具有很强的神经毒性。肉毒毒素可作用于胆碱能运动神经的末梢，以拮抗钙离子，干扰乙酰胆碱从运动神经末梢的释放，使肌纤维不能收缩致使肌肉松弛。临床上与吞咽功能相关的肉毒毒素注射适应证包括腭肌痉挛、涎症、食管上括约肌失弛缓、弥漫性食管痉挛等。

第二百九十三讲　肉毒毒素治疗吞咽困难有哪些不良反应及注意事项

（1）不良反应　①短期并发症：局部疼痛、水肿、口干、瘀斑、紫癜、感觉减退、注射后头痛。②严重并发症：咬肌无力、吞咽及言语障碍、张闭口困难；食管反流、食管糜烂、严重食管周围炎症等。

（2）注意事项　①治疗前综合评估分析，明确治疗方案。②精准定位，超声引导下操作。③剂量要严格控制，配比精准，小剂量开始。④由经验丰富的医生进行操作，避免二次损伤。

第二百九十四讲　星状神经节阻滞治疗适用于哪些种类的吞咽困难

星状神经节是指由颈部的交感神经节与第一胸椎的交感神经节融合而成的神经节。星状神经节阻滞是指向星状神经节组织内及周围注入局部麻醉药物，使其节前、节后神经纤维及所支配的区域交感神经出现抑制。此项阻滞技术主要适用于吞咽困难患者出现流涎症状。如延髓麻痹、假性延髓麻痹患者出现大量流涎治疗后症状均有改善。

第二百九十五讲　星状神经节阻滞治疗吞咽困难有哪些注意事项及并发症

（1）注意事项　①治疗前综合评估分析，明确治疗方案。②精准定位，超声引导下操作。③剂量要严格控制，配比精准，小剂量开始。④不能同时注射两侧星状神经节，要间隔6~8小时。⑤注射成功的标志是注射侧出现霍纳综合征，表现为瞳孔缩小、睑下垂、眼球下陷、鼻塞、眼结膜充血、面微红、无汗等。⑥治疗多贯穿吞咽功能训练始末，对整个吞咽过程起协调治疗作用。

（2）并发症

1）与局麻药有关的并发症：①患者对局麻药产生过敏反应。②注入局麻药的量过大，可能会造成患者喉返神经和臂丛神经麻痹。③多次注射局麻药可能引起星状神经节损伤。

2）与操作手法有关的并发症：①在操作过程中穿刺针损伤血管，引起颈部局部水肿。②穿刺角度不当或穿刺部位过低，导致气胸或血气胸。③术者无菌操作不严格，可能引起感染，造成深部脓肿。

第二百九十六讲　舌咽神经阻滞治疗适用于哪些种类的吞咽困难

舌咽神经是第九对脑神经，从延髓发出，分布在咽和舌等处，主要控制咽头肌肉运动、唾腺分泌和味觉。舌咽神经阻滞治疗主要适用于舌咽神经痛伴随吞咽困难，主要表现为口腔准备期和口腔推送期吞咽障碍，出现流涎、食物咀嚼和食团运送困难。

第二百九十七讲　舌咽神经阻滞口外入路治疗舌咽神经痛时可能出现哪些并发症

（1）出血和血肿　是口外入路治疗最常见的并发症，周围深层有颈动、静脉循行，因此，穿刺不宜过深。

（2）心动过速和高血压　其周围与迷走神经距离很近，治疗时要避开迷走神经。

（3）咽肌麻痹　麻醉药浓度过高时会导致咽肌麻痹，因此禁止同时进行双侧舌咽神经阻滞。

（4）霍纳综合征、声音嘶哑、因声门关闭而窒息和耸肩无力　如果不慎将迷走神经、副神经、舌下神经及颈交感神经一起阻滞，可出现上述并发症。

第二百九十八讲　气管切开的吞咽困难患者应该如何护理

气管切开的吞咽困难患者不仅要做好口腔、气道及切口周围的护理工作，而且要锻炼自主呼吸、咳嗽及吞咽功能。①及时清除气道分泌物，保持气道通畅。②保持套管及切口周围清洁，防止感染。③保持气囊压力适宜，防止反流、误吸。④加强鼻饲管进食量及静脉营养，保障身体营养需求。⑤呼吸训练：教会患者正确呼吸方法，反复示范，直到符合要求。⑥有效咳嗽训练：有效咳嗽可以帮助清除大气道内的分泌物，是预防肺感染、肺不张的主要手段。⑦吞咽训练：包括舌肌训练和咽部冰刺激训练。

第二百九十九讲　西医治疗吞咽困难有什么优势

（1）对吞咽困难的生理病理机制研究全面。

（2）吞咽过程及分期治疗更细。

（3）多借助药物、器械、手术及康复锻炼等治疗手段。

（4）吞咽困难的评估方法、检查仪器等更多样化。

（5）对急性疾病伴有吞咽困难的处理作用更大。

第三百讲　中医治疗吞咽困难有什么优势

（1）对吞咽困难的治疗方法多内外结合。

（2）针灸、中药等对吞咽困难患者无论急性期还是康复期均有很好疗效。

（3）不仅用于分期治疗，对整个吞咽过程都有改善和提高。

（4）中医外治法对吞咽困难治疗具有创新性，如冰火疗法、咽三针、中药冰棒刺激等。

（5）不局限于一个症状，对整个身体功能平衡都有很大帮助。

第三百〇一讲　现代康复医学治疗吞咽困难有什么优势

现代康复医学治疗吞咽困难，主要采用临床评估、摄食评估、食物调配、摄食训练、言语康复、功能训练、各种康复操锻炼等非药物及非创伤性治疗。针对吞咽困难康复期及长期治疗患者有很大的指导意义及较好的临床疗效。

第三百〇二讲　舌肌失用型吞咽困难如何进行康复治疗

重点进行舌肌康复训练，包括伸舌运动、卷舌运动、左右顶腮运动、刮舌运动、舌肌被动训练及舌肌被动加强训练。另外，可以配合冰火疗法、舌针及金精、玉液穴点刺放血治疗等。

第三百〇三讲　咽肌型、环咽肌型吞咽困难如何进行康复治疗

（1）重点进行喉咽部康复训练　包括环咽肌松解运动、点头伴吞咽运动、转头伴吞咽运动、喉上提训练、咽收缩训练、喉内收训练、平躺抬头看足尖训练。

（2）进行吞咽伴随整合运动　包括吞咽反射诱发运动、空吞咽运动（吞液运动）、颈部牵拉运动。

（3）进行反射区刺激运动　包括颈部反射区刺激、手部咽喉区刺激、足部反射区刺激、面部咽喉反射区刺激。另外，可以配合冰火疗法局部刺激、咽三针治疗等。

第三百〇四讲　口腔期吞咽困难如何进行康复治疗

（1）唇口部训练　包括噘嘴吹气运动、示齿微笑运动、鼓腮运动。

（2）面颌部训练　包括叩齿运动、下颌功能训练、吸吮训练。另外，可以配合唇面部针刺治疗、冰火疗法等。

第三百〇五讲　儿童出现吞咽困难一般有哪些原因

（1）脑瘫　主要表现为流涎、口腔运动较差、咽协调能力降低、呼吸与吞咽不协调、误吸等。

（2）唇腭裂　主要表现为发育异常，唇不能完全密合，有裂隙，如兔唇等。

（3）早产　主要表现为口腔肌肉控制功能弱及吸吮–吞咽–呼吸协调性差等，进食时容易出现吸吮力量较弱、吸吮–吞咽–呼吸不协调、下颌控制不稳、双唇闭合不佳、舌肌力量不足或稳定性差、容易疲劳、容易呛咳等。

（4）喉软骨发育不良　主要是由于先天发育不全，表现为喉鸣，重症可出现喂食困难，胃食管反流，生长停滞，呼吸阻塞，甚至死亡等。

（5）脑炎　患儿脑炎治疗不及时会遗留吞咽困难，主要表现为流涎、咽下困难甚至伴有吞咽后仰等。

（6）其他　自闭症患儿、长期留置气管切开管的患儿等会出现吞咽能力下降。

第三百〇六讲　儿童脑炎后伴吞咽困难如何治疗

儿童发生脑炎后多引发环咽肌失弛缓性吞咽困难，目前主要采用环咽肌球囊扩张术治疗，能有效缓解环咽肌失弛缓，改善吞咽功能。同时，可配合冰火疗法及咽喉部康复操训练。

第三百〇七讲　言语功能障碍合并吞咽困难多见于哪些疾病

许多运动型构音障碍和发声异常多合并吞咽困难，多见于脑卒中、脑外伤、阿尔茨海默病、帕金森病、肌萎缩侧索硬化、重症肌无力、多发性硬化、多系统萎缩、进行性核上性麻痹、亨廷顿病、吉兰-巴雷综合征、咽喉反流等。

第三百〇八讲　伴有吞咽困难症状的神经性病变有哪些

（1）中枢非退行性疾病　如脑血管疾病、颅脑外伤、脑部肿瘤、脑性瘫痪、延髓空洞症等。

（2）中枢退行性疾病　如阿尔茨海默病、帕金森病、亨廷顿病、核上性麻痹等。

（3）运动神经元病　如肌萎缩侧索硬化等。

（4）周围神经疾病　如吉兰-巴雷综合征等。

（5）神经肌肉接头病变　如重症肌无力、肉毒毒素中毒等。

第三百〇九讲　伴有吞咽困难症状的结构性病变有哪些

伴有吞咽困难的结构性病变包括如下几种。①炎症：如非特异性食管炎、反流性食管炎等。②肿瘤和肿瘤术后：如鼻咽癌、下咽癌、喉咽癌、食管癌、食管癌术后吻合口狭窄等。③化学性损伤：如摄入强酸、强碱等腐蚀剂及药物性食管炎等。④放射性损伤：如头颈部肿瘤放疗术后。⑤其他：如颈部手术后、颈椎骨质增生、贲门失弛缓症等。

第三百一十讲　与吞咽困难相关的全身器质性疾病有哪些

原发性干燥综合征、类风湿关节炎、皮肤病、结节病、炎症性肌病等均可能引起吞咽困难。

第三百一十一讲　吞咽困难的行为治疗方法有哪些

吞咽困难的行为治疗，即吞咽困难的康复性技术治疗，具体包括以下几种。①口腔感觉训练：如温度刺激训练、冰刺激等。②口腔运动训练：如唇口部训练、舌肌康复训练、口颜面操等。③气道保护手法训练。④吞咽姿势调整。⑤生物反馈训练。⑥寻找并使用代偿方法等。

第三百一十二讲　吞咽困难的口腔感觉训练有哪些

（1）感觉促进综合训练　如汤匙下压舌部、冰冷食团刺激等。
（2）冰刺激训练　如冰火疗法-药棒刺激等。
（3）嗅觉刺激　如刺激性食物刺激、黑胡椒刺激、薄荷脑刺激等。
（4）味觉刺激　如柠檬水刺激、苦-奎宁刺激等。

第三百一十三讲　气道保护手法的概念及其分类

（1）概念　气道保护手法是一组增加患者口、舌、咽等结构本身运动范围，增加运动力度，增强患者对感觉和运动协调性的自主控制，避免误吸以保护气道的徒手操作训练方法。不适用于认知障碍或严重言语障碍者。
（2）分类　①声门上吞咽法：保护气管。②超声门上吞咽法：保护气管。③用力吞咽法：增加吞咽通道的压力。④门德尔松手法：延长吞咽时间等。

第三百一十四讲　吞咽困难伴呼吸异常该如何治疗

呼吸异常包括呼吸方式异常、呼吸支持不足及吞咽与呼吸不协调。发生吞咽伴呼吸障碍时，在积极治疗原发病的基础上，还应同时进行康复训练。
（1）纠正呼吸方式异常　训练方法包括呼吸放松训练、口鼻呼吸分离训练。
（2）纠正呼吸支持不足　训练方法包括生理腹式呼吸训练、缩唇呼吸训练、快速用力呼吸训练、缓慢平稳呼吸训练、诱发呼吸训练及咳嗽训练等。
（3）纠正吞咽与呼吸不协调　主要采用呼吸气道保护机制训练，适用于吞咽时吸或呼气不协调的患者。利用生理呼吸控制来协调吞咽时的呼吸暂停。如吸气–屏气–吞咽–咳嗽训练。训练时注意，吸气要快，屏气时间可在 5～10 秒，吞咽可延长，咳嗽要用力，上述动作要一气呵成。

第三百一十五讲　吞咽困难患者应该以什么食物为主

吞咽困难患者应从增稠的液体食物如无渣的面汤、豆浆、果汁等开始，逐渐向半流质、泥类、馅类、固体食物过渡。

第三百一十六讲　吞咽困难患者不宜进食的食物有哪些

吞咽困难患者忌辛辣、刺激、油腻的食物；忌易碎松散或含皮的食物如坚果、面包、肉末；忌混合黏度的食物如蔬菜沙拉、肉汤；忌黏性大的食物如土豆泥、花生酱、软糖；忌富含纤维的食物如菠菜、莴苣。

第三百一十七讲　吞咽困难患者应该采取哪种进食体位

吞咽困难患者取坐位，躯干与地面呈 45°或以上角度最安全；或取30°仰卧位，头前屈，偏瘫侧肩部垫起，喂食者立于患者健侧（是指吞咽器官的健侧卧位，而不是肢体健侧）；或根据医生、物理治疗师的建议循序渐进的调整姿势，但不能忽略患者潜在的姿势调整能力。如食团控制能力差但吞咽启动及幅度均正常的患者，可以先低头，再仰头吞咽，以免液体或食物在吞咽前流入咽部。如一侧口腔感觉、咽部感觉下降的患者，吞咽时宜头偏向健侧，以便液体或食物从健侧通过。鼓励患者自主进食，每一口进食量应从少到多，约从一口 20ml 开始。以汤匙喂食时，应在汤匙入口后，坚定地在舌前 1/3 向下后压，倒出食物，迅速后撤，立即闭合唇和下颌，使头轻屈，以利吞咽。

第三百一十八讲　脑卒中后昏迷患者如何进食

昏迷患者应在医生评估指导下，或静脉营养支持，或经鼻或口导管注食。不应经口直接喂食，避免误吸引起肺炎、窒息等。昏迷患者在发病 2～3 天内如有呕吐、消化道出血应禁食，从静脉补充营养，3 天后开始鼻饲。为了恢复消化道吸收功能，起初的数天以米汤为主，每次约

200ml，每天 4~5 次。在已经耐受的情况下，给予混合奶，以增加热能、蛋白质和脂肪，可用牛奶、米汤、蔗糖、鸡蛋、少量植物油。对昏迷时间较长又有并发症者，应供给高热量、高蛋白、高脂肪的混合奶，保证每天摄入蛋白质 90~110g，脂肪约 100g，碳水化合物约 300g，总热量约 10.46MJ（2500kcal），总液体量 2500ml，每次 300~400ml，每天 6~7 次。鼻饲速度宜慢，防止食物反流到气管内，必要时可选用匀浆饮食或要素饮食。

第三百一十九讲　什么时候可以停止导管进食，改为直接经口进食

当昏迷患者神志逐渐清楚，经鼻饲的食物能够很好地消化吸收时，可以尝试直接经口进食，在不拔出胃管的前提下，先给予流食来锻炼患者的吞咽能力，若患者可以自行咀嚼食物并进行吞咽且不发生呛咳，可以将胃管拔出，改为直接经口进食。

第三百二十讲　如何判断吞咽困难患者出现食物误吸？该如何处理

发生食物误吸时患者可表现为猛然咳嗽、呼吸困难、口唇发绀、张口结舌、发不出声音，或以手扼颈部、烦躁不已，此时立即停止进食。若为少量误吸，患者不出现口唇发绀、呼吸困难，亦无发热、咳嗽、浓痰等症状，可在家属护送下至医院诊治，行胸部 X 线、胸部 CT 甚至支气管镜检查了解病情。若患者出现明显呼吸困难、口唇发绀，应立即拨打急救电话，同时行成人海姆立克急救法，帮助患者解除气管堵塞，和/或在急救人员电话指导下进行胸外按压，为救援争取时间。

第三百二十一讲　吞咽困难患者不愿进食怎么办

要分清不愿进食是由于情绪因素还是吞咽功能障碍。若为前者，可暂停进食，改变环境，转移注意力，因势利导，待患者情绪好转时再继续进食；若为后者，需在医生指导下选择合适的食物及进食途径。

第三百二十二讲　脑卒中患者都会出现吞咽困难吗

不一定，只有梗死灶涉及三叉神经、面神经、舌咽神经、迷走神经、舌下神经才会出现吞咽困难。

第三百二十三讲　没有脑卒中却也不愿进食，属于吞咽困难吗

不一定，当出现不欲进食时，可以通过钡剂造影检查、上消化道内镜检查、食管测压、神经查体等方式来进行诊断鉴别，以达到正确诊断、准确治疗的目的。

第三百二十四讲　吞咽困难患者应采取什么样的睡觉姿势

吞咽困难患者建议以侧卧位为主。当患者仰卧位睡觉时，舌根容易下坠，易阻碍呼吸道从而影响呼吸，且唾液会积聚于咽喉部，很可能引发呛咳，对吞咽困难的恢复不利。当侧卧位时，舌体不会发生下坠，唾液的积聚对咽喉的刺激更少。

第三百二十五讲　脑卒中患者吞咽困难开始康复治疗的最佳时机是什么时候

脑卒中后吞咽困难的康复目的是尽快恢复患者的吞咽功能。有资料显示，脑梗死患者最佳康复时间为发病后 1 ~ 21 天，脑出血患者最佳康复时间为发病后 10 ~ 21 天。在患者神志恢复、生命体征平稳时，康复治疗即可进行，可以最大限度地避免或减少其他并发症的发生，以提高患者的生存质量及生存率。

第三百二十六讲　帕金森病患者吞咽困难开始康复治疗的最佳时机是什么时候

帕金森病患者吞咽困难存在隐性和显性症状，其早期诊断和分级评估对康复治疗具有显著意义，应做到早发现、早诊断、早治疗。由于帕金森病患者出现吞咽困难的个体差异性较大，早期系统化的康复治疗、

长期干预、及时调整个体化治疗方案有助于延缓吞咽困难病程的进展，提高患者的生存质量。

第三百二十七讲　运动神经元病患者吞咽困难开始康复治疗的最佳时机是什么时候

　　运动神经元病致吞咽困难主要是由于延髓麻痹，主要累及脑干，病程呈进行性加重，一般认为此时属于疾病中晚期，生存期一般维持在1～3年。对于尚具有吞咽能力或吞咽能力较差但易兴奋的患者，应尽早进行康复治疗，改善或恢复吞咽功能；对于吞咽能力较差、兴奋性低的患者，一般治疗效果不佳，以减少并发症、延缓病程为主，最大限度地提高患者的生存质量和生存率。

参 考 文 献

［1］Kitayama T. Eating disorders and central nervous system damage ［J］. Nihon Shinkei Seishin Yakurigaku Zasshi，2009，29（5-6）：165-169.

［2］罗君，魏汉菊，张宇虹，等. 神经肌肉电刺激配合吞咽功能训练治疗脑卒中后吞咽障碍的疗效观察［J］. 中国康复，2013，28：184-185.

［3］汪洁，吴尔宇. 吞咽障碍的电刺激治疗研究进展［J］. 中国康复医学杂志，2009，24（6）：573-574.

［4］窦祖林，万桂芳，王小红，等. 导尿管球囊扩张治疗环咽肌失弛缓症2例报告［J］. 中华物理医学与康复杂志，2006，28：166. 170.

［5］Lan Y，Xu G，Dou Z，et al. Biomechanical changes in the pharynx and upper esophageal sphincter after modified balloon dilatation in brainstem stroke patients with dysphagia ［J］. Neurogastroenterol Motil，2013，25：e821-e829.

［6］崔燕，元小冬，王淑娟. 心理康复对脑卒中吞咽障碍并发认知和心理障碍患者的疗效［J］. 中国康复理论与实践，2013，19（12）：1167-1170.

［7］程英升，尚克中. 吞咽障碍的手术治疗［J］. 中国全科医学，2005，8（10）：780-782.

［8］冯慧，潘化平. 卒中后吞咽障碍治疗新进展［J］. 中国康复医学杂志，2011，26（5）：491-495.

［9］Michou E，Mistry S，Rothwell J，et al. Priming pharyngeal motor cortex by repeated paired associative stimulation：implications for dysphagia neurorehabilitation ［J］. Neurorehabil Neural Repair，2013. 27：355-362.

［10］卫小梅，窦祖林. 经颅磁刺激在吞咽障碍中的研究及其应用［J］. 中华物理医学与康复杂志，2009，31：860-862.

［11］Yang EJ，Back SR，Shin J，et al. Effects of transcranial direct current stimulation （tDCS）on post-stroke dysphagia ［J］. Restor Neurol Neurosci，2012，30：303-311.

［12］王晓敏，赵英，张艳艳. 综合康复治疗脑卒中吞咽障碍观察［J］. 内蒙古中医药，2005，6：25.

［13］杨兆钢，杨铭. 脑病的芒针治疗［M］. 北京：中国中医药出版社，2003：10.

［14］王延红，应盛国. 针刺治疗中风后假性球麻痹疗效观察［J］. 上海针灸杂志，2006，25（6）：15-16.

［15］李重庆. "舌三针"结合康复训练治疗不同期中风后吞咽困难的临床研究［D］. 广州中医药大学，2012.

［16］王艳，郑宁，袁芳，等. 不同营养评价方法对高龄高危压疮患者营养评估的临

床价值［J］. 护理管理杂志，2011，11（10）：685–687.

［17］ Cavalcante TF，Araujo TL，Oliveira AR. Effects of nasogastric catheterization in patients with stroke and dysphagia［J］. Rev Bras Enferm，2014，67（5）：825–831.

［18］ 秦延京，李巍，吴东宇，等. 卒中后吞咽障碍患者胃造瘘与鼻饲肠内营养效果比较［J］. 中国卒中杂志，2011，6（9）：684–688.

［19］ 张通. 中国脑卒中康复治疗指南（2011完全版）［J/CD］. 中国医学前沿杂志（电子版），2012，4（4）：55–76.

［20］ 黄绍春，仇海燕，邵伟波. 脑卒中吞咽障碍患者肠内营养支持研究现状［J］. 中国康复理论与实践，2012，18（11）：1019–1020.

［21］ Chan EY，Ng IH，Tan SL，et al. Nasogastric feeding practices：a survey using clinical scenarios［J］. Int J Nurs Stud，2012，49（3）：310–319.

［22］ Ahmad S，Le V，Kaitha S，et al. Nasogastric tube feedings and gastric residual volume：a regional survey［J］. South Med J，2012，105（8）：394–398.

［23］ 李雅云，姜慧强，李琳. 老年吞咽功能障碍的综合治疗［J］. 中国老年学杂志，2009，12：3251–3252.

［24］ 黄雪芳，范丽婵，卓金璇. 脑血管意外吞咽功能障碍的训练及评估［J］. 中国临床康复，2004，8（7）：1295.